U0056880

iLIFE
愛生活

食品安全大揭密
超簡單的黑心食品速驗法

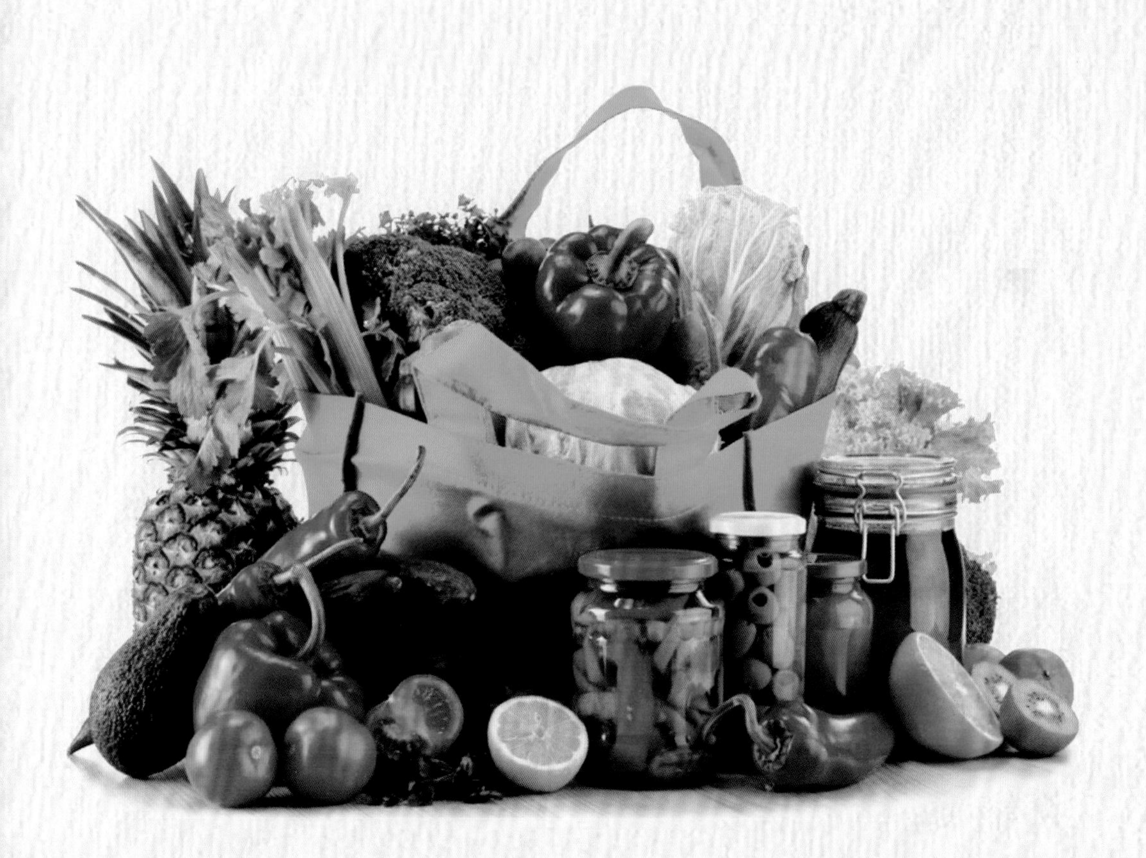

出版序

「阿妳有丟標誒（台語）？」頂新食安風暴爆發後，這句話已經變成大家見面的第一句話。還有人自我嘲解：「就是有『加味』（台語），才會特好吃。」聽起來很好笑，但是充分表露了我們這些小老百姓的無力感，尤其是每天負責採買煮飯的婆婆媽媽們，為了家人的健康，面對食安問題更是不知所措。當法令嚇阻無效，政府應變遲緩，面對獲利至上的食品大廠，究竟有什麼自保之道呢？

媽媽們每天辛苦為家人的健康把關，如果沒有一套簡單的自救方法，肯定被這些黑心食品害得團團轉！本書就是特別為辛苦的媽媽們所打造的，以速驗、速辨、速查的自救方式，快速找回全家人的健康生活。內容包括報章雜誌、網路鄉里所流傳的健康迷思，以及密密麻麻、有寫沒有懂的食品標籤；不管是食品添加物、加工食品、外食疑慮、黑心毒素還是天然有機議題，書中都一一為媽媽們解答。

我們雖然不是專家，但只要透過作者所提供的訣竅，我們就能從幾個簡單的小「眉角」，把握住黑心食品的造假關鍵，便能輕鬆破解食品廠商「沒有説的秘密」。就像我們常在成分中見到「乙酸乙酯」，旁邊最多只標示香料，卻沒有人跟你説它會造成嘔吐、噁心、腹瀉...等症狀。

為了讓媽媽們在最短的時間內辨真偽，作者利用簡單快速有效的檢驗法，破解食品中的人工添加物；配合實例與淺白的文字，讓我們迅速過濾出產品標籤中的問題；讓媽媽們不再需要為三不五時的黑心食品及污染事件提心吊膽，直接從這些快速有效的自救方法中捍衛自己的健康，帶給家人安全又安心的健康飲食。

台灣歷年來重大食品安全事件

●大台北地區

1985.09 德泰油行餿水油事件
2007.09 鱒魚養殖場使用禁藥
2008.04 應節食品殘留漂白劑、防腐劑、黃麴毒素
2009.05 餵豬「飼料米」充白米
2009.06 麥當勞回鍋油事件
2009.11 臺北故宮毒茶葉事件
2011.05 校園午餐有瘦肉精與四環素
2013.06 豆乾使用油漆染料「皂黃」
2014.11 洗腎藥桶裝仙草銷售北臺灣、化工原料豆花
2014.12 板橋區凍豆腐、板豆腐，中和區凍豆腐，菜市場的板豆腐等4件，檢出苯甲酸超標
新北市年節食品金針、竹笙殘留二氧化硫過量
台北市竹笙超標86倍
2015.1 新北市「四川土產股份有限公司」代工製造的豆腐乳含工業染劑二甲基黃
2015.3 飼料雞血混充鴨血
新北市潤餅皮添加工業漂白劑
2015.11 台北市使用工業用亞硝酸鈉製熱狗、火腿、培根
2015.12 台北內湖蒟蒻條摻工業純鹼
2016.11 台北市水產進口商將過期水產品竄改保存期限
2017.1 新北市食品公司以機械潤滑油塗抹包子等麵製品
2017.6 販售過期牛肉等肉品給雙北的火鍋和燒肉業者
使用工業用漂白劑漂白豆芽菜
2018.2 新北市八里區一家地下豬頭皮工廠使用瀝青脫毛豬頭皮
2018.6 連鎖飲料店「SuperDuck 超級達可」使用過期原料

●桃竹苗地區

1982 台灣首度爆發鎘米汙染事件
2007.09 鵝肉含有瘦肉精
2009.11 工業用鹽充當食用鹽
2010.03 大溪豆乾引發肉毒桿菌中毒事件
2016.9 桃園龜山過期原料製醬料

●中彰投地區

1979夏 米糠油中毒事件
2005.06 毒鴨蛋事件
2008.01 年節食品含漂白劑
2008.10 有毒工業用酒精用來制酒
2014.12 台中市北區的「芋圓」攤位違法添加去水醋酸（防腐劑）0.106g/kg
台中市賣場販售的茼蒿菜，結果有6件農藥殘留，其中多為「剋安勃」殘留超過法定標準的0.02PPM，超標最多的更高達25倍
2015.1 台中市新豐鄉豆腐乳產品檢出二甲基黃陽性
台中市年節食品苯甲酸、黃麴毒素過量
台中市豆乾產品防腐劑超標
彰化縣花生被驗出總黃麴毒素
台中市玉米殘留農藥
2015.3 彰化縣胡椒粉、胡椒鹽、辣椒粉、咖哩粉摻工業用碳酸鎂
2015.5 彰化縣蜜餞摻工業用原料
2015.12 台中市業者使用工業雙氧水漂白蓮子增加賣相
2016.9 彰化縣酒廠調和酒冒充釀製酒
2016.11 彰化市化工公司將工業用碳酸鈉浸泡海產
2016.12 台中市大肚區有機產品公司將過期雜糧化學藥劑除蟲再販售
台中市西區早點使用工業用明礬炸油條
台中市地下工廠湯圓添加工業用染劑
2017.5 台中市販售過期肉品

2017.9	台中市地下工廠以地下水清洗發霉豆棗重新包裝
	台中市知名網購店家「采棠肴鮮餅鋪」鹹鴨蛋檢出蘇丹紅
	彰化「純蒜酥」摻入蠶豆酥與低價的麥麩
2018.1	台中市食黑心糖果代工廠「宜農生技公司」使用過期原料製作軟糖
2018.6	「六月初一8結蛋捲店」在製造過程中加入了非天然的「香草粉」
2019.2	彰化縣順弘牧場雞蛋檢出芬普尼

●雲嘉南地區

1986	二仁溪綠牡蠣事件
2006.06	台糖用豬飼料制食品
2008.03	毒茼蒿
2009.05	工業防腐劑福爾馬林菜脯
2013.06	變造效期賣過期粽
	使用回鍋油製作清粥小菜豆棗
2014.02	工業漂白劑漂白豆芽
2014.12	南投縣市面湯圓檢出防腐劑苯甲酸 1.388g/kg（法規標準：1.0g/kg 以下）
2015.7	雲林縣蜂蜜含抗生素
2015.10	台南市麵條含苯甲酸超標
2016.1	台南市過期食品流入知名餐廳
2018.5	雲林縣生產的小酸菜漂白劑超標

●高屏地區

2009.11	戴奧辛鴨事件
2013.08	以偽藥供高屏地區石斑魚養殖業者
2014.04	黑心牛、羊、豬肉，注射「保水劑」增重一倍
2015.3	屏東縣以工業用碳酸氫銨泡製海帶
2015.4	屏東地下米血工廠將米血摻藥用石膏
2015.11	屏東吳姓畜牧業者回收過期肉品、蔬菜再轉賣給早餐店、便當店、小吃攤
2016.1	高雄三姐弟布丁事件
2016.6	高雄販賣機奶茶生菌數超標
2016.9	高雄過期冷凍水產品
2017.3	高雄新泳豐商行製作冬瓜磚添加工業用石灰
2018.3	高雄市三民區李姓男子偽造礦泉水販售
	台南市安南區地下羊乳工廠將牛奶粉混充鮮羊乳

●宜花東地區

2008.09	豆乾丁、豆乾殘留漂白劑、防腐劑

●全台灣

1984	S95 奶粉事件（飼料用奶粉冒充嬰幼兒奶粉）
1985	沙士中添加黃樟素（致癌）
1998-2002	黑心米酒橫行
2003-2005	袋鼠牛肉事件
	壯陽藥咖啡
	黑心素食
	重組牛肉
	沙拉摻有二氧化硫
	豆乾未過期卻發霉
	「病死豬」肉粽
	「清潔劑」梅酒
	黑心澱粉、糯米粉、冬瓜茶、麵條、滷味
	滷蛋滷汁含過量防腐劑
2005.10	孔雀綠石斑魚事件
2006	孔雀石綠風暴（外銷香港）

2007.09	假鱈魚事件（百佳超市）
2008.02	樹指燕窩、假魚翅
2008.10	以病死雞餵食土虱
2009.09	發霉香菇、死豬肉製作貢丸、花枝丸
2010.07	紅茶包含致癌物
2011.05	塑化劑風暴
2012.08	牲畜奶粉
2013.05	毒澱粉事件
2013.08	胖達人香精麵包
	山水米以劣質米充優質米
2013.10	連鎖漢堡店銷售之馬鈴薯類商品含致毒物質「龍葵鹼」
	大統混油風暴
2013.11	粉圓、魚板、濕海帶、涼麵等違規使用著色劑「銅葉綠素」、「銅葉綠素鈉」
2014.02	鼎王麻辣鍋湯頭由大骨粉、雞湯塊混製
2014.04	雞蛋殘留抗生素
2014.07	水產品殘致癌禁藥孔雀綠
2014.09	頂新食安風暴
2014.10	DEHP、DINP、DBP 塑化劑
	中國大閘蟹驗出氯黴素
2014.12	致癌豆乾
	豆腐、冬至湯圓防腐劑超量
	茼蒿農藥殘留超標
	金針、竹笙殘留二氧化硫過量
2015.4	手搖飲料店的茶類飲料殘留農藥
	「台灣第一家」胡椒粉、椒鹽粉等調味料含重金屬摻入「工業用」碳酸鎂
2015.7	大量熟蝦、白蝦等冷凍海鮮過期海鮮，過期草蝦改標再賣
2016.1	蝦子含超標二氧化硫、致癌甲醛和禁用抗生素，流向家樂福、大潤發、頂好等連鎖量販店
2016.1	市售魚鬆產品成分標示不符，旗魚貨源不足而使用鮭魚、鮪魚來替代
2016.2	屏東和高雄冷凍食品過期冷凍雞鴨肉流遍全台灣
2017.3	遠東油脂公司回收過期乳瑪琳重製
2017.4	毒雞蛋事件
2017.5	知名餅店「維格餅家」將鳳梨酥等商品的有效期限塗改
	裕榮食品公司大寮廠使用過期原料製造蝦味先
	過期感冒藥「諾克治痛感冒液」改標重賣
2017.8	雞蛋芬普尼超標
2017.12	全台第二大蛋商萇記泰安蛋品公司，回收過期蛋和破殼蛋重新販售
2018.4	全聯販售的香草園洗選蛋偽造製造日期
2018.6	中油委託「達誼生物科技公司」代工生產的「健康元素水」使用過期原料製造礦泉水
	永詠股份有限公司長期使用過期添加物製造布丁粉等產品
2018.7	手搖飲店「老虎堂」非手炒黑糖，而是使用桶裝濃縮黑糖漿，成份內含焦糖色素
	馬卡龍含非法色素
2018.8	元山蛋品有限公司收購牧場蛋重製販售
2023.9	臉書粉專「Lin bay 好油」雞蛋有效日期過長、進口雞蛋製造地可標台灣
2024.2	辣椒粉含致癌物蘇丹紅，製成各式產品流竄全台

※ 資料來源：維基百科

全台
無一倖免

作者序

飲食，是我們生活中非常重要的一環，而飲食習慣攸關著我們身體的健康與否。有一句西諺是這麼說的：You are what you eat.，這句話，我們不難理解出，你吃了什麼樣的食物，就決定了你成為什麼樣的人。我們也可以這麼說，你吃進去的食物，已經在無形中影響你的健康。

隨著生活品質的提高，現代人對吃可說是越來越講究，各大餐廳及食品業者所推出的口味，也越來越豐富多元，不只要色、香、味俱全，為了吸引消費者注意，標榜著養生概念的保健食品也琳琅滿目、爭先恐後的上市。

由於工商社會的快速變化，科技文明與食品加工技術的進步，雖為我們的生活帶來的便利性，卻也隱藏著文明所帶來的危機。近十多年來，各大媒體及報章雜誌無不充斥著環境荷爾蒙、海鮮重金屬污染、狂牛症、瘦肉精、黑心食品的報導，尤其是塑化劑事件，更是徹底打擊了大眾對食品安全的信心。但我們並不能因此一味的消極迴避，只能無奈的呼喊出：「越吃越疑慮不安，但又不知道隱藏的危機在哪裡？」

近年來，舉凡有毒食品、污染食品、假食物的事件名目眾多，新聞媒體一再揭露。消費者雖然開始有健康意識，但很多廠商為了牟利，不願告知食品加工過程的真相，加上便利商店和速食小吃的普及，都使得國內許多食品還是充斥著濫用食品添加物的弊端。相信大家都知道，吃天然的食物對健康比較有保障，但是外食人口眾多的今日以及事事講求便利迅速的社會，要完全不吃進任何污染的食物以及加工食品的食物是很困難的，然而學會如何杜絕黑心食品以及培養正確的飲食習慣，卻是多用點心，就可以辦到的事情。

於是，身為消費者的我們，應該學會分辨食品優劣及選擇食品的能力，就有可能避免「病從口入」，不只能為自己的健康把關，也能帶給朋友及家人健康的觀念。鑑於此，我蒐集了大家關心卻又容易忽略的食品安全衛生問題，舉凡近年來超夯的食品安全重大話題、食品標籤的辨識、遠離食品添加物的威脅、揭開加工食品的真相、外食族的食物大健檢、透視污染食品的毒素……，希望能帶給讀者全面、正確而容易懂的食品安全衛生觀念。

本書試圖以輕鬆淺顯的文字，圖文並茂的方式來解決你對這些問題的疑慮，讓你對這些問題不再一知半解，只要在日常生活多用一點心，培養一些鑑別好食物的習慣，雖然黑心食物以及污染事件處處可見，但我們仍能從生活中捍衛自己的健康！

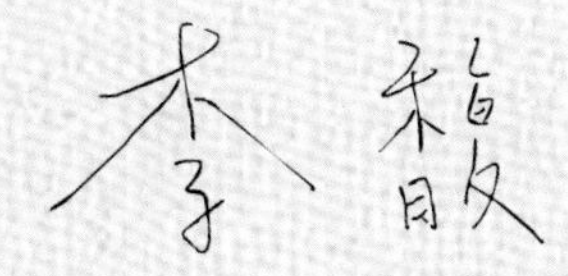

推薦序

本人從事食品與營養工作業數十載，發現臺灣民眾的健康雖隨著人類科技的進步有些改善；然而卻有些疾病的患者卻與日俱增，甚至衍變成為所謂的「文明病」。倘若真是人類因「文明」而染病，是何「文明」讓病因產生？其中真正的意義是值得健康科學界來研究與探討的。

振葉索源地探求「文明病」的起因，在現代食品生產領域裡，發覺這種病在飲食方面確實有一絲絲脈絡可循；原來「文明病」有些形成原因來自現代人「吃」的部分出了一些問題！例如：吃的份量、比例錯了、習慣錯了，還有一個很重要的因素：吃入了「不對的食物」！

「吃的份量、比例、習慣錯了」可以透過各式營養教育和宣導來改善，但是要如何知道吃了「不對的食物」，就較令人感到困擾和費思量了。

「不對的食物」可能是來自對食物製備調理、食物本質知識不足、食物間相生相剋原理不瞭解等等……造成。但也可能是原來的食物被「文明」方法改變了：為了保存食物，額外添加一些防止腐敗物質、為了讓食物美觀，又添加了某些上色的東西、為了讓食物不受蟲害，食物又被灑上了一些我們可能一輩子都寫不出化學式的物質……。一堆堆我們可能知道或不知道的物質，都

「文明」地放進大家的肚子裡。這樣一來，想不得「文明病」真的也有點困難！

本書蒐羅了許多以往大眾對食物誤解或疑問的話題，分析解釋以及許多食物製備和食物的相關知識，當然還有列出人類現今「文明」對食物各式各樣「添油加醋」的物質。

本書文章涵蓋了當今食物種種值得去理解和認識的知識，而且以簡單易懂的文詞寫作；閱讀起來絕對不會因為特殊的專有名詞而詰屈聱牙。在繁忙的現代社會，每一位消費者手上若有這一本方便的工具書，日後會選擇到影響健康的食物，應該機會降到最低；而文明病上身的機率也會最小！

張文超

目錄

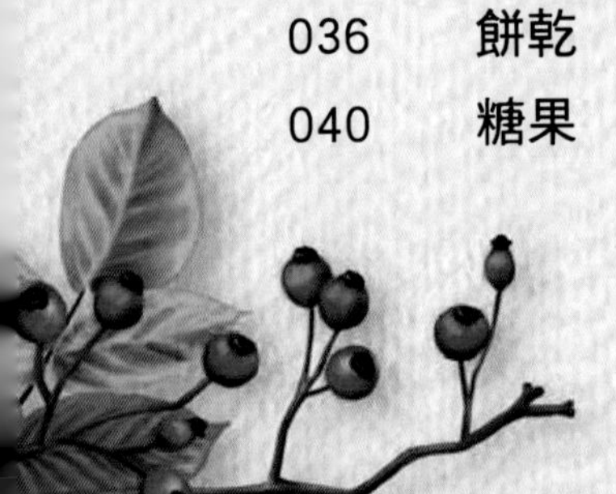

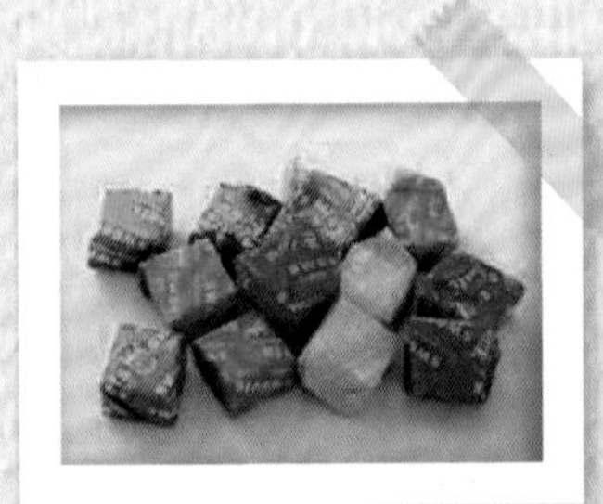

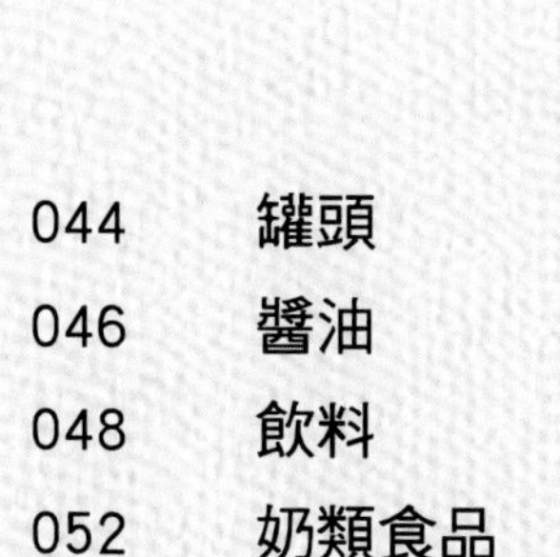

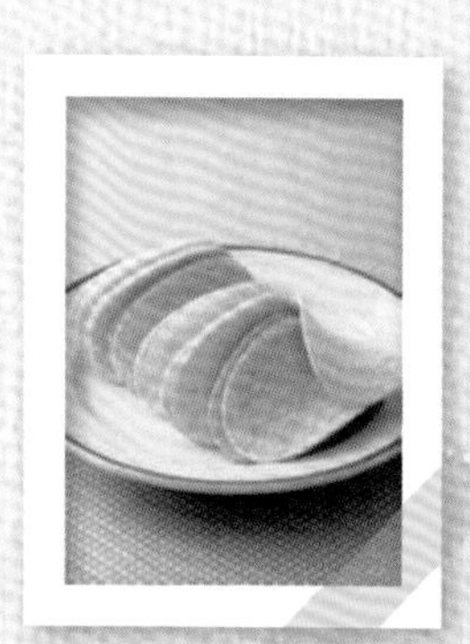

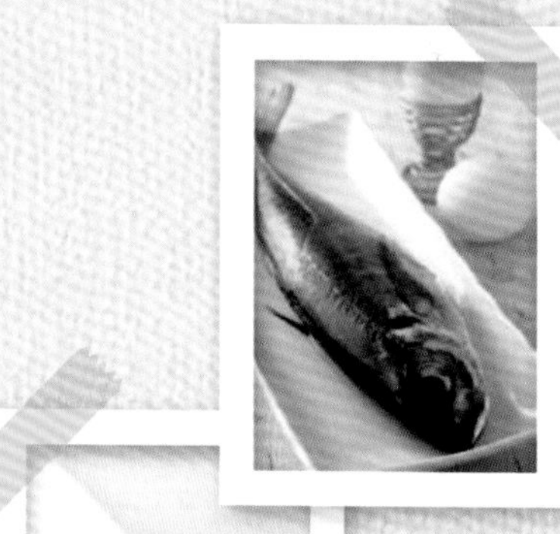

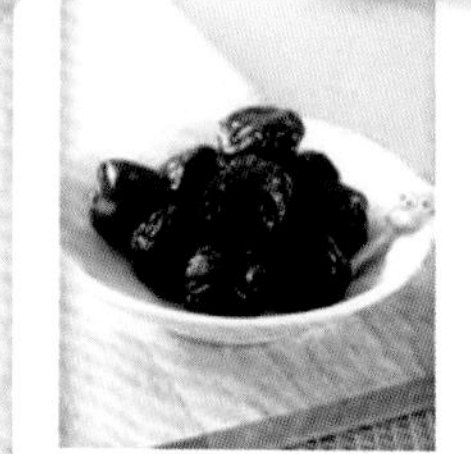

聲明：本書所呈現之圖像僅為範例，並無對任何品牌評價之影射。
另外，本書圖中所呈現之商標圖文之權利均屬原公司或個人所有，無商業利用。

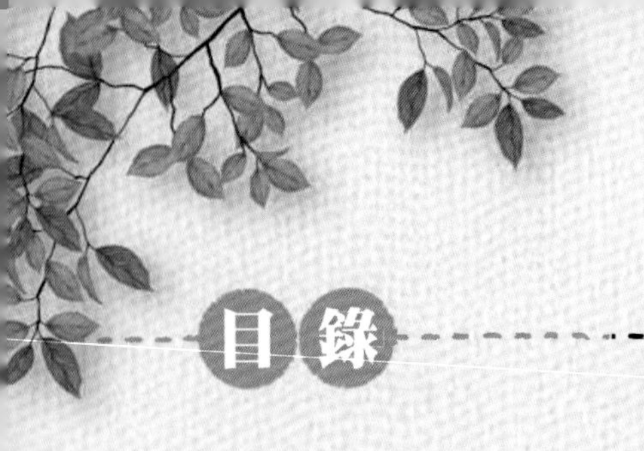

目錄

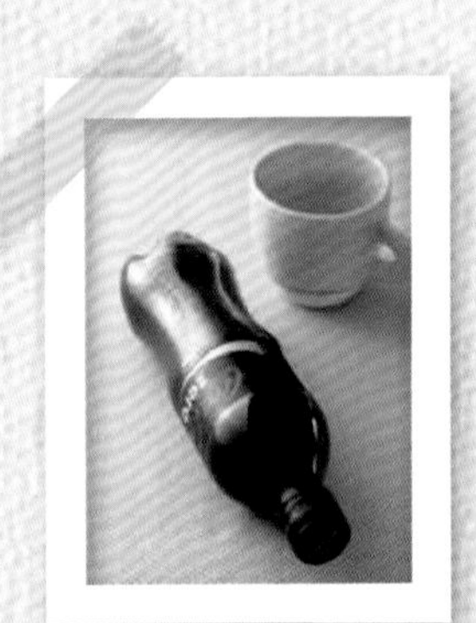

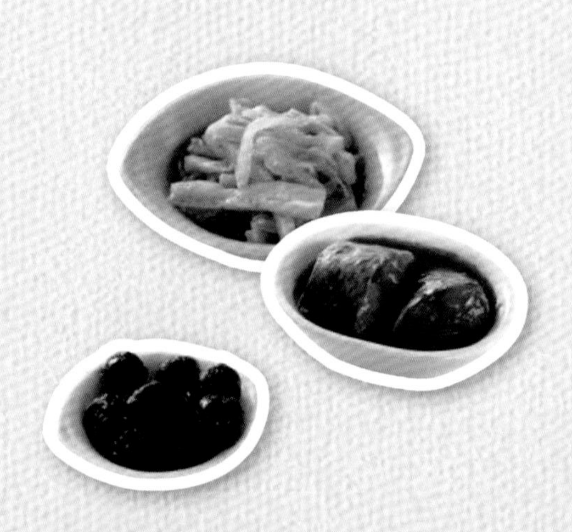

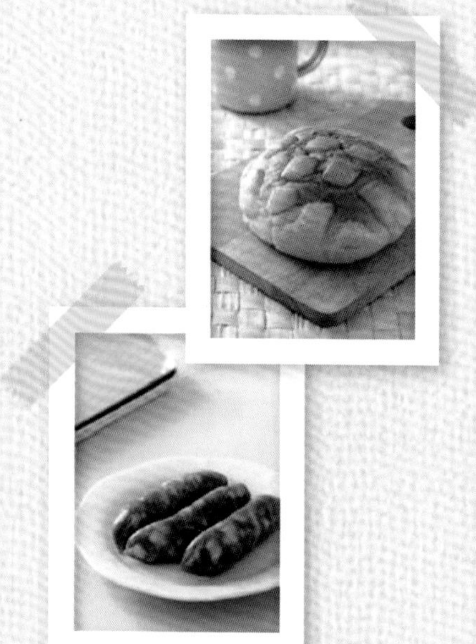

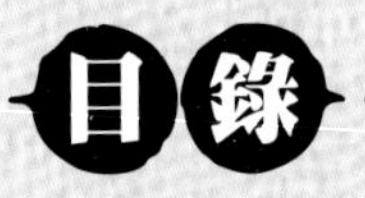

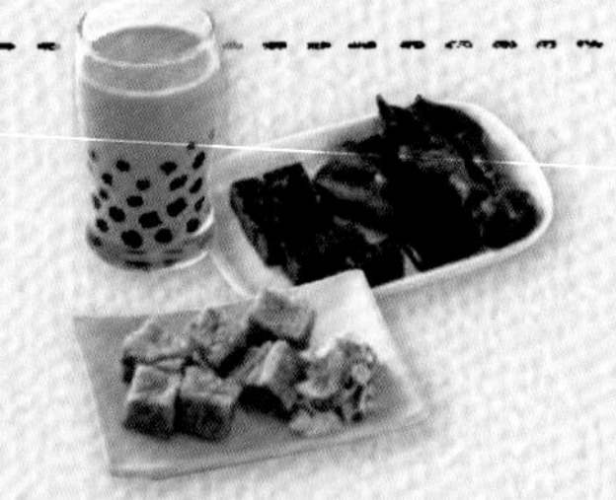

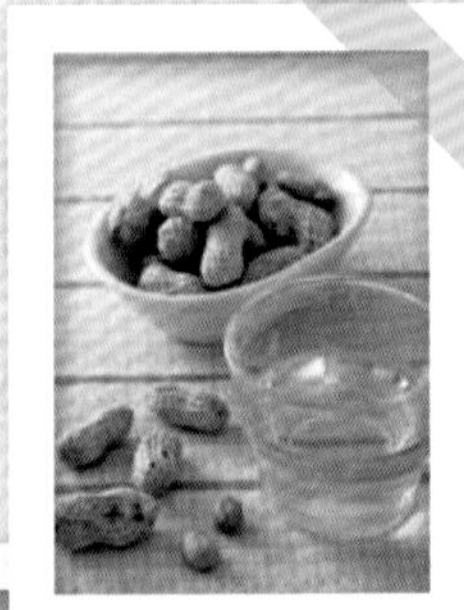

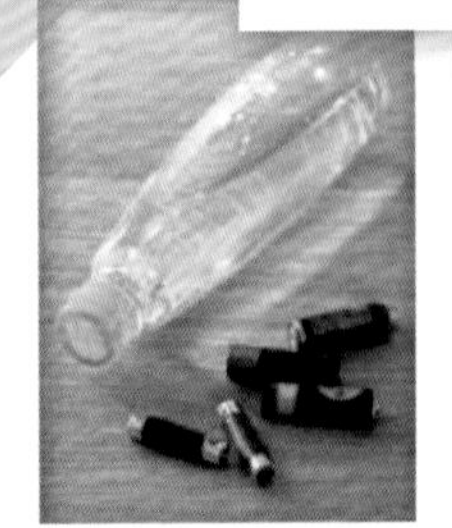

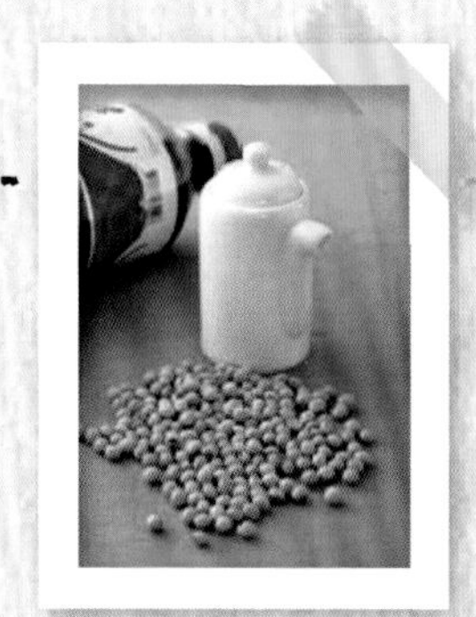

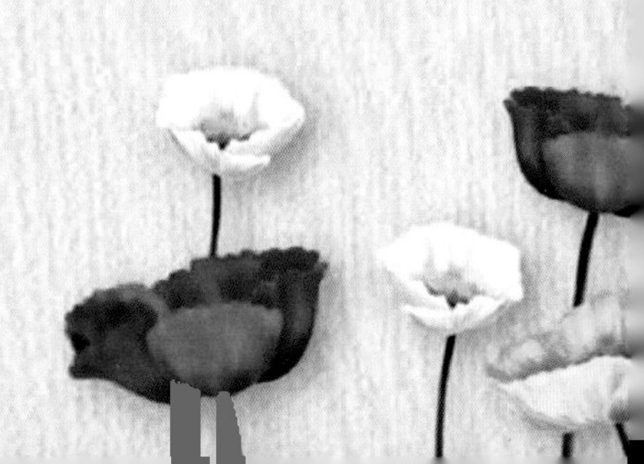

Chapter 1

懶人不得不知 食物安全超夯話題

近年來，負面食品消費新聞不斷，從口蹄疫、禽流感、狂牛症，直至塑化劑、瘦肉精的事件，導致人心惶惶。雖然民眾開始關注食品安全與健康問題，卻還是有許多人普遍存在著迷思，又或者因為工作忙碌、生活壓力大而就此作罷。

本章特別蒐羅了近十年來，有關食品安全的超夯話題，用最簡單的方式擇要解答你對食品安全的疑惑，連懶人也能吃得安心又健康！

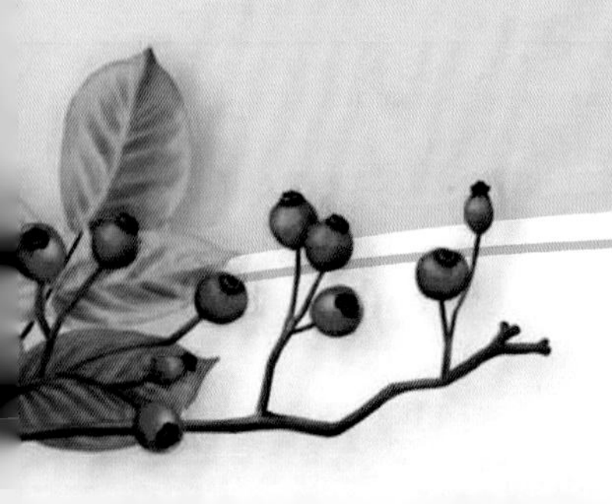

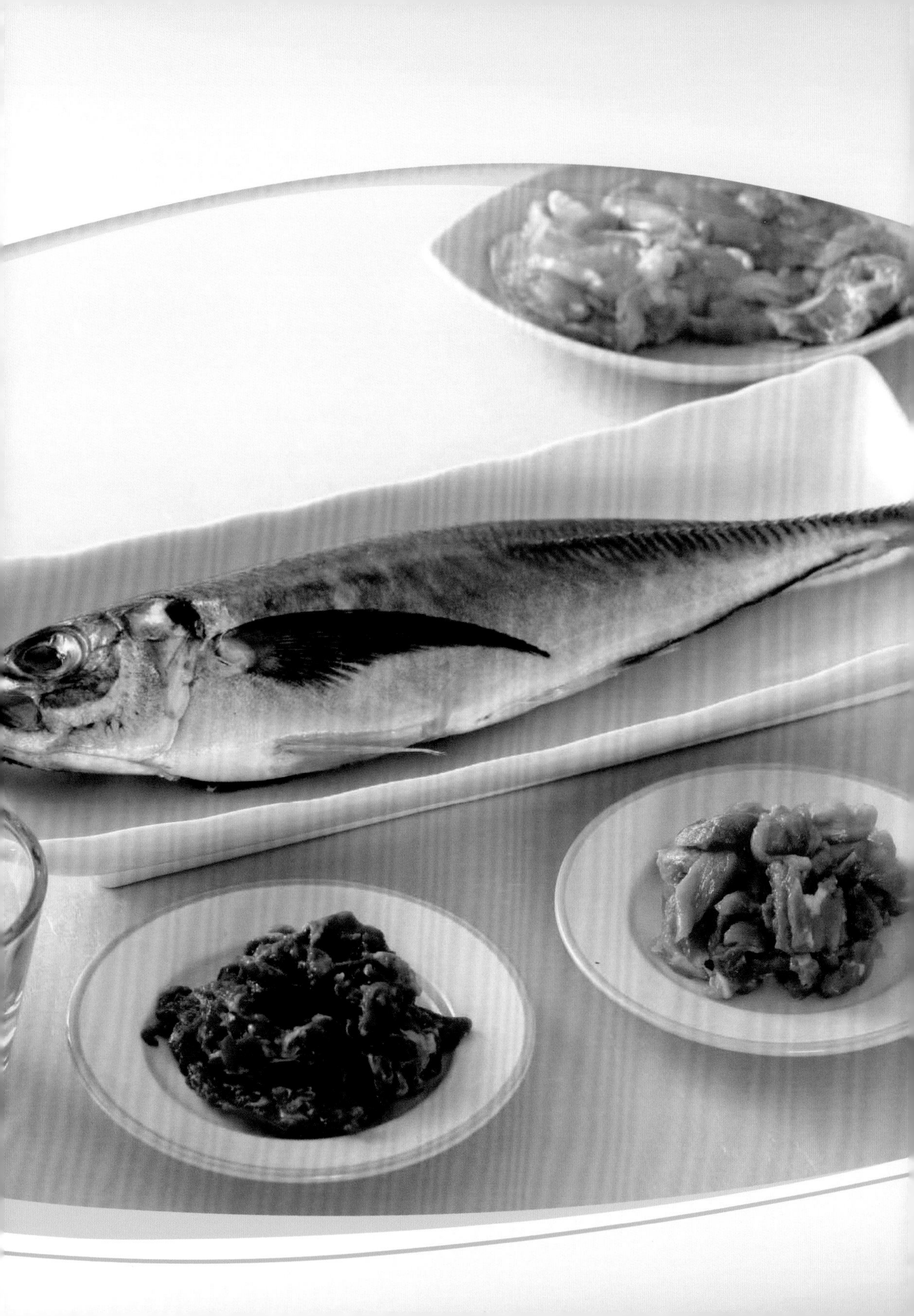

植物油真的比動物油健康嗎？

很多人都認為低油飲食比較健康，甚至認為多吃植物油可以降低罹患心血管疾病的機率，這種觀念可以說似是而非，並非完全正確，選擇植物油還是動物油應該視情況而定。

動物油的主要成分主要是飽和脂肪酸，熔點較高，一般呈固態；植物油主要含不飽和脂肪酸，熔點較低，一般呈液態。

大家都知道吃動物油容易使膽固醇濃度升高，因而造成動脈血管硬化。而很多市售的植物油宣稱可預防心血管疾病，這是因為植物油不含膽固醇，而其中所含有的豆固醇、穀固醇等植物固醇還能阻止人體吸收膽固醇。

但植物油的油質比較不穩定，高溫烹調時容易氧化而產生有害物質，更有可能會致癌。

所以，低溫烹調或生食的時候，吃植物油比較好；而要吃煎、炸這種高溫製作的食物，就應該選擇動物油。

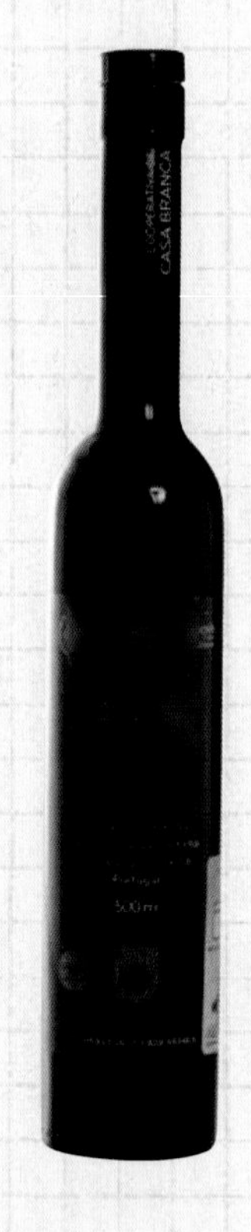

小心，植物油裡的反式脂肪

越來越多研究報告顯示，植物油裡的反式脂肪對健康的威脅很大。什麼是反式脂肪呢？原來，由於植物油不耐高溫，人們便將植物油「部分氫化」，如此一來，便改變了脂肪的分子結構，可使植物油更耐高溫、不易氧化酸敗，延長保存期限，並且能增加酥脆的口感。然而，氫化過程卻也將植物油中一部分的脂肪改變為反式脂肪。

反式脂肪在一般食品中十分常見，例如：炸雞、炸薯條、炸洋芋片或是吃起來酥脆的糕餅，都有可能潛藏反式脂肪。有研究發現，食用反式脂肪增加心血管疾病的風險，是飽和脂肪酸的三到五倍。所以，平時飲食一定要注意小心，植物油裡可能隱含的反式脂肪。

要避免反式脂肪，平時最好多注意食品的成分標示（見第二章），只要標示裡有植物油，但又沒有說明是何種植物油，而這食物聞起來又特別香，就有可能隱藏反式脂肪。

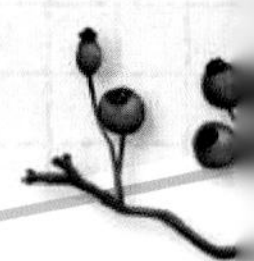

瘦肉精帶給健康多大威脅？

瘦肉精的學名為「腎上腺乙型接受體作用劑」，簡稱「受體素」，能促進人體心臟興奮和持久擴張支氣管，本用來治療人的氣喘病，但因口服劑量大便遭淘汰。後被美國發現，瘦肉精加在動物飼料中，供動物食用，可以增進蛋白質生成，迅速分解脂肪，加速動物成長，且體型健美，在早期有「健健美」的俗稱。因為瘦肉精可使動物脂肪少而賣相佳，並增加產業利潤，所以有些國家在安全範圍內，准許使用一、兩種瘦肉精。

但若食入過量瘦肉精，就可能引發焦慮、心悸、頭暈無力、耳鳴、心跳過速、甲狀腺機能亢進等症狀，而患有高血壓、心臟病的人若食用過量瘦肉精更容易產生健康危機，故早在2006年，農委會就公佈瘦肉精為動物禁藥。

如何避免瘦肉精的威脅：

- 購買有安全認證的肉品，不要買來源不明的肉品。
- 避免買可能是瘦肉精的肉品，例如肉色太鮮豔、脂肪非常薄。
- 儘量少吃動物內臟，尤其是豬肝、豬肺等，因為瘦肉精容易蓄積在內臟，可能引發的健康風險高於一般肉品的50倍，須小心注意。

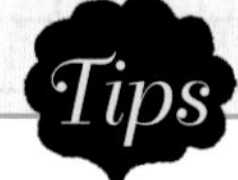

辨識瘦肉精豬肉

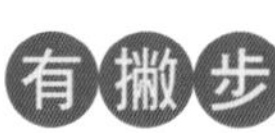

撇步 1

買回來的豬肉看皮下脂肪層如果僅有少量脂肪（肉脂肪不到1公分）或是只有瘦肉，很可能有瘦肉精。

撇步 2

含有瘦肉精的豬肉外觀非常鮮紅，肉質比較疏鬆，有時會有少量液體滲出。

什麼是有機食品？什麼是生機食品？

從1990年以來，台灣就掀起一陣「有機」的風潮。也因近年來健康意識抬頭，市售的蔬果有農藥殘留、農耕地遭受污染的報導層出不窮，令許多消費者憂心忡忡。「有機」食品變成是標榜健康風潮的美好口號。

到底什麼是有機食品呢？簡單的說，「有機」是出於自然、遵循自然發展的結果，而運用在有機食品上面，我們即可以說是農作物在栽種過程中，沒有使用非天然的化學農藥與肥料或殺蟲劑、除草劑等。而有機食品如果經過加工，也沒有使用任何化學添加物，並且沒有經過基因改造（GMO），純粹用天然的環境、天然的方式生產出來的產品。所以，只要是100%天然的蔬果（或是其他食品），都可以稱作是有機食品。

有機食品和生機飲食有何不同？

談起有機食品，我們就不難聯想到生機飲食，這是指不吃經農藥、化學肥料、化學添加物的食品，而採取生食的型態。

依種類可分為完全生機飲食、部分生機飲食及中庸式生機飲食。完全生機飲食強調採用生食而且是完全素食，部分生機飲食遵循完全生機飲食採用完全素食的精神，但是不刻意強調生食。中庸式生機飲食則採用完全無污染的動、植物，不刻意吃素，飲食中可加入深海魚或少量有機肉、有機蛋，並且減少用油炸或油酥的高油的烹調方法，改用清蒸、水煮或涼拌的低油方式。

我可以自己在家檢驗出黑心食品嗎？

七種讓黑心食品無所遁形的試劑

試劑品名	試劑顏色	檢驗作用	從顏色判別黑心食品
反腐試劑	深藍色	可檢驗年糕、麵包、粉圓、湯圓是否含有去水醋酸鈉防腐劑	*顏色沒變化代表沒添加防腐劑 *變綠色代表有添加防腐劑
雙氧試劑	無色	可檢驗火鍋、丸類、麵條等火鍋料含有過氧化氫殺菌劑	*顏色沒變化代表沒添加過氧化氫 *顏色變黃褐色，代表該食物添加過氧化氫
亞硫試劑	紅色	可檢驗家禽肉品是否含有亞硫酸鹽漂白劑	*顏色沒變化，代表沒添加亞硫酸鹽 *顏色變無色，代表該食物添加亞硫酸鹽
藍吊試劑	淡黃色	可檢驗水果切片是否含有吊白塊	*顏色沒變化，代表沒添加吊白塊 *顏色變藍色，代表該食物添加了吊白塊

黑心食品在台灣，令消費者非常頭大，因為賠了銀子事小，傷害健康事大。如果多用點心，要在家辨識黑心食品是很簡單的，以下就簡單介紹台北市衛生局成功研發的7種DIY食品試劑，其中一種已經得到專利，並且可以讓大眾免費索取試用。

試劑品名	試劑顏色	檢驗作用	從顏色判別黑心食品
皂黃試劑	無色	可檢驗出豆類製品與鹹魚是否含有工業用皂黃	*顏色沒變化，代表沒添加皂黃 *顏色變紫紅色，代表該食物添加了皂黃
紫醛試劑	淡紫色	可檢驗出生鮮魚蝦等食品是否含有甲醛防腐劑	*顏色沒變化，代表沒添加甲醛 *顏色變橘紅色，代表該食物添加了甲醛
硝薔試劑	暗紅色	可檢驗出魚肉、生鮮肉類、肉製品等食品中是否有保色劑亞硝酸鹽	*顏色沒變化，代表沒添加亞硝酸鹽 *顏色變成藍紫色或褐色代表該食物添加了亞硝酸鹽

以上七種試劑的檢驗步驟如下：

步驟1 ➡ 將要檢驗的食材準備妥當。

步驟2 ➡ 將試劑滴3～4滴在食材上。

步驟3 ➡ 觀察滴過試劑的食材顏色。

※免費索取試劑電話
台北市政府消費者服務中心：1999
台北市政府衛生局檢驗室：〈02〉2828-0102

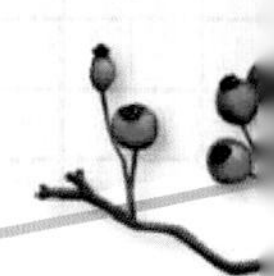

不要吃豬肉，因為會感染口蹄疫？

口蹄疫，是一種 Picorna virus 群的病毒，對豬口、蹄、乳房之黏膜及皮膚產生水泡，是急性、熱性、高度傳染性的病毒病。由於歷史原因，在中國大陸也稱為「五號病」或「W 病」。它也可以感染鹿、山羊或駱駝等。

豬的口蹄疫會傳染給人類嗎？

「口蹄疫」並不屬人畜共通傳染病，一般來說是不會傳染給人類的，其病毒也不會在人群中流行。根據醫學資料庫（Medline）統計之人類疾病病例，全世界至今尚無養豬場工作人

如何辨識，並買到健康安全的豬肉！

➡ 口蹄疫病毒雖對人的健康不構成太大的威脅，但消費者在傳統零售肉攤購買時，應記得檢視肉商是否備有合格屠宰場於出貨時隨豬肉屠體所附，由駐場獸醫師開具之「電宰衛生檢查證明單」。以及豬皮上是否蓋有合格的紅色戳章；如果在超級市場購買豬肉，除查看上述之「電宰衛生檢查證明單」外，可在低溫櫃中挑選具 CAS 認證標誌之冷藏或冷凍「CAS 優良肉品」。

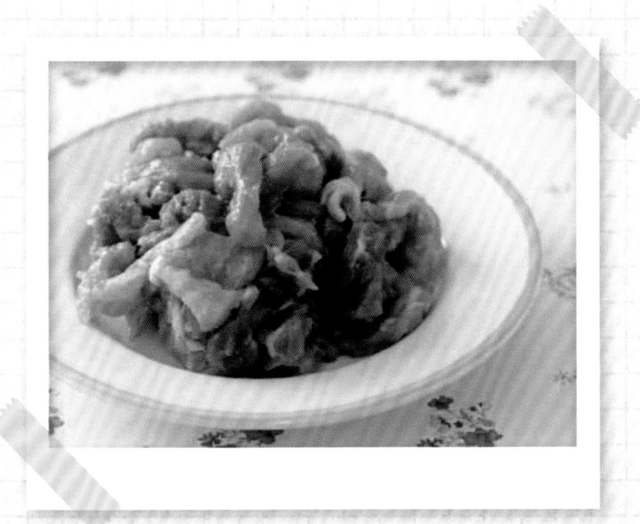

員或獸師因接觸口蹄疫病畜而發病之紀錄。但有少數報告顯出，變種的口蹄疫仍有傳染給人的可能性，尤其以抵抗力較弱的幼兒與老人，對成人也不會造成太大的影響，大家只要購買合格之優良肉品，應無機會吃到患有口蹄疫的不合格豬肉。

此外，口蹄疫病毒不耐熱，只要在攝氏 85℃加熱 1 分鐘的條件下，就能殺死病毒，故只要是充分加熱烹調豬肉即無問題。而且，口蹄疫病毒也不耐酸，人體的胃液酸度很高，可以將口蹄疫病毒殺死，所以其實無須過度擔心。目前，台灣每年對豬隻都有注射兩次的疫苗，以確保消費者買得健康、安心。

不要吃牛肉，因為會感染狂牛症？

狂牛症（Mad cow disease）的學名是 Bovine Spongiform Encephalopathy（簡稱 BSE），意思是「牛的海綿樣腦病變」。

狂牛症最早是在 1986 年發現，發生的地點是英國，當時曾造成十幾萬頭牛隻死亡。經過多年的研究，認為牛隻可能是吃了感染了羊搔癢症的羊隻所作成的肉骨糜飼料之故。因為狂牛症與新型的庫賈氏病的關連，使得英國牛肉人人避之唯恐不及。

根據英國狂牛病醫學報導，牛隻感染狂牛病的潛伏期從 2 ～ 8 年，發病的牛隻會先出現驚恐不安，容易被激怒的狂牛般行為，之後就會慢慢虛弱，約二星期到六個月內會死亡。而人類感染狂牛症的潛伏期則長達 10 ～ 20 年以上，而且，在發作之前沒有任何症狀，當發現異狀的時候，病毒已經對人類腦部造成了無法醫治的損害。

如何避免狂牛症食品威脅健康：

➡ 不要吃來路不明，或未經過檢驗的牛肉。

➡ 不要吃來自狂牛症疫區的羊肉或牛肉。

➡ 不要使用來自疫區或疑似污染牛羊的內臟、脊髓所製成的化妝品與保養品。

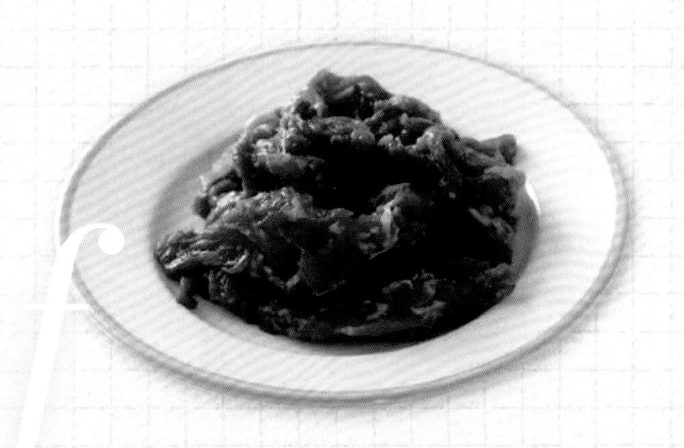

狂牛病的病原是一種非常特別的蛋白質，稱為 Prion，這種蛋白質，對傳統上許多滅菌或殺死病毒的方法，如加熱、紫外線照射、輻射及消毒劑均有相當的抵抗力。一旦發病，目前不論牛或人都無藥可醫，是非常可怕的一種疾病。

台灣目前採取的防範措施

早在英國發生狂牛病不久，台灣就陸續依疫情公告該病之疫區國家，全面禁止從這些疫區國家輸入種牛、種羊、肉骨粉、血粉和牛羊之胚、血清，也公告禁止國內反芻動物肉骨粉用在動物飼料上。

農委會為了防範狂牛病入侵台灣，也成立了「狂牛病防範因應小組」，對狂牛病研討具體防範分工措施，以落實預防工作。衛生署也在 1991 年 2 月 8 日宣佈正式禁止歐洲 13 個狂牛病疫區國家牛羊組織及器官製成的化妝品進口，相信對台灣民眾的健康防護會更有幫助。

不要吃雞肉，因為會感染禽流感？

禽流感，全名鳥禽類流行性感冒，是由病毒引起的動物傳染病，通常只感染鳥類。禽流感病毒高度針對特定物種，但人類如果接觸到禽鳥及其分泌物或糞便，就有可能感染。

自從 1997 年在香港發現 A 禽流感（H5N1）是由鳥類傳染給人，此病症引起全世界衛生組織（World Health Organization）的高度關注。至今，由禽鳥傳給人的禽流感病毒有三種：甲型 H5N1、甲型 H7N7 及甲型 H9N2 案例。

雖然到目前為止，科學家們發現這類病毒是由鳥類傳染到人，而尚未發現有人傳染人的案例，但令人擔憂的是有可能突變成人傳染人的病毒，如果產生這種後果，真的令人難以想像。

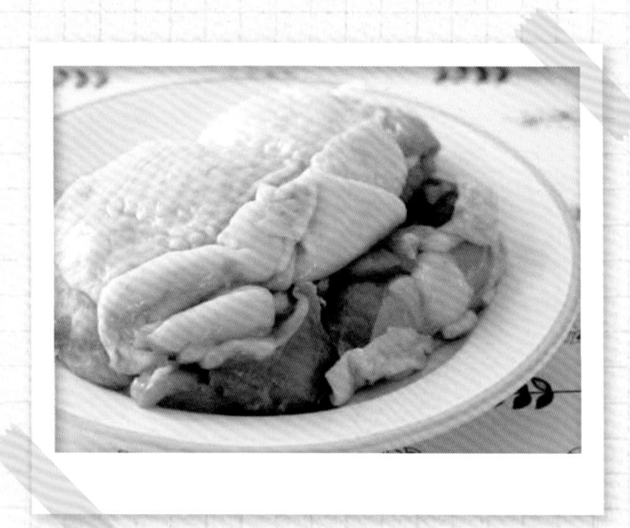

Chicken

如何預防禽流感？

台灣目前並無高病原家禽流行感冒疫情發生，如果對禽流感憂慮，就是確切的將家禽類相關製品煮熟，充分加熱，因為禽流感病毒有不耐熱的特性，而平時做好防範，也能降低感染機率，請遵守以下十點：

- 不要到禽流感流行地區參觀禽鳥的養殖或展示，不私自攜帶禽鳥入境。
- 不要將飼養的野鳥野放。
- 不要去碰觸禽鳥或其分泌物，如果不慎接觸一定要用肥皂將手洗乾淨。
- 不要去購買來路不明之禽鳥肉品。
- 不要生吃禽類（雞、鳥）及其相關製品。
- 平時飲食要均衡，做好適當運動，提升免疫力，並維持良好的飲食習慣。
- 若出現發燒、喉嚨痛、咳嗽的症狀，立即尋求專業醫療協助，並戴口罩就醫。
- 必要時可施打流感疫苗。
- 要熟食，禽流感病毒不耐熱，56℃加熱 3 小時、60℃加熱 30 分鐘、100℃加熱 1 分鐘即可殺滅，故雞肉、雞蛋均應熟食。
- 避免去擁擠和空氣不流通的場所。

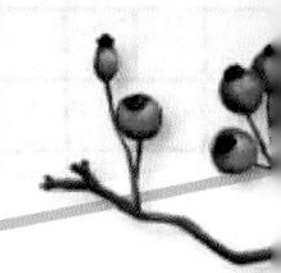

不要吃海鮮，會有重金屬污染？

很多消費者喜歡吃海鮮，因為海鮮的營養豐富，也有不少醫學專業人士主張多吃魚，認為魚類富含omega-3脂肪酸，多吃魚是利多於弊。但近年來，關於海鮮受污染的問題層出不窮。

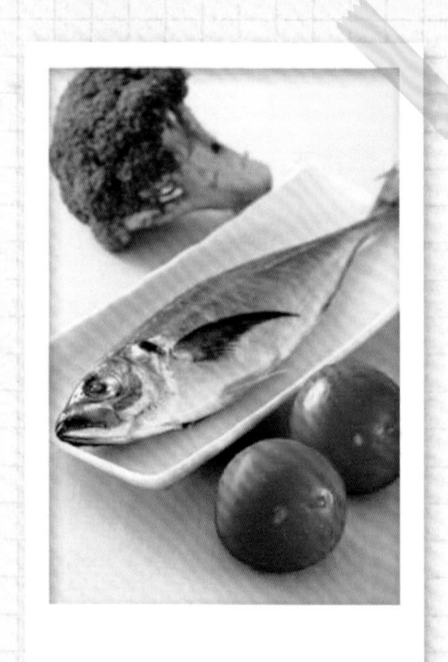

從1999年台灣大學的研究報告顯示，新竹香山的海域在牡蠣體內測出銅鋅，更有許多研究報告顯示，常吃大型魚的人，頭髮及血液的含汞量偏高……。

因為這些報導與研究，使得大眾認為，想要吃安全衛生的海鮮，彷彿困難重重，到底海鮮受重金屬污染有多嚴重呢？

含重金屬海鮮對健康有什麼影響？

曾有研究報告指出，文蛤除了測出砷，也曾測出濃度高量的鉛，人體若長期受鉛污染，容易引起貧血、腎臟病變，如果是懷孕的婦女吃了過量的鉛更容易流產、早產，或是造成兒童的智力障礙。

Seafood

根據資料顯示，汞（水銀）含量最高的海鮮，包括金槍魚、鱸魚、鱈魚、大比目魚、旗魚、鯊魚、黑斑鱈等，人體若是吃進這些含汞的魚貝類，會破壞神經系統。初期症狀可能為神經衰弱綜合症，再嚴重一點，就會持續發展成精神上的障礙。而懷孕婦女若吃了含量過高的汞，會造成肚子裡的胎兒腦部發展遲緩、體重減輕，並可能對心臟造成永久性的損害。

要防範重金屬污染，除了全民要督促政府改善環境污染，保障消費者的健康，本身一定也要加強環保意識，提升食品安全衛生的觀念。如果人人都能保護環境，謝絕重金屬污染，相信吃到含有重金屬海鮮的問題就不會越來越嚴重。

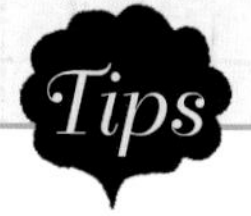

3招辨識污染的魚：

方法 1　從外形。

如果頭大尾小、皮部發黃、尾部發青，眼珠混濁，甚至向外突出。

方法 2　看魚鰓。

魚鰓看起來顏色會比較黯淡。

方法 3　聞氣味。

正常的魚是腥味，污染的魚可能含有氨味、煤油、大蒜等不正常氣味。

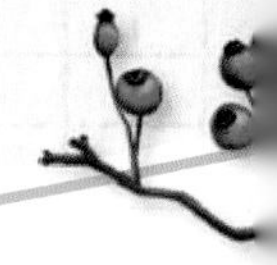

小心，毒奶就在你身邊，奶粉添加有毒的三聚氰胺？

2008 年中國奶製品污染事件，事件起因是很多食用三鹿集團生產的奶粉的嬰兒被發現患有腎結石，隨後在其奶粉中被發現化工原料三聚氰胺。2008 年 9 月，毒奶粉進入台灣市場，隨著新聞事件的披露，造成人心惶惶，國人聞奶色變，造成大眾對奶粉的食品安全失去信心。

究竟三聚氰胺是什麼呢？ 三聚氰胺俗稱「蛋白精」，外表呈白色晶體，無味，微溶於水，是一種含氮原子的有機化合物，屬於化工原料，主要用於生產塑膠，可用於塗料、造紙、清潔產品、紡織上。

正常情況下，測定牛奶蛋白質含量的高低，是以蛋白質含氮量來計算的，許多業者為了降低成本，使檢測蒙混過關，就以含氮量高達 66%的三聚氰胺冒充蛋白質，而人體食用三聚氰胺的食品後，會導致泌尿系統產生結石、膀胱癌等病變。

三聚氰胺究竟有多毒？

三聚氰胺的毒性通常被描寫為「如果因吞嚥、呼吸或經皮膚吸收，會有毒性。」一般來説，成年人的身體通常會排出大部分的三聚氰胺。不過，有研究認為，三聚氰胺常混有氰尿酸，攝食入人體後，進入腎細胞，三聚氰胺會和氰尿酸結合形成結晶沉積，而造成嚴重的腎結石。

各個國家對「可允許每日攝取量」的訂定不同。世界衛生組織則訂定 0.2 毫克／公斤體重是每日限定的攝取量。長期攝取三聚氰胺，嚴重可能造成生殖能力損害、腎結石、膀胱癌等。總之，三聚氰胺，不能用於食品加工，也不能做為食品添加物，經過此次教訓，食品安全不但是政府必須重視的議題，也是廠商、全民必須重視的課題。

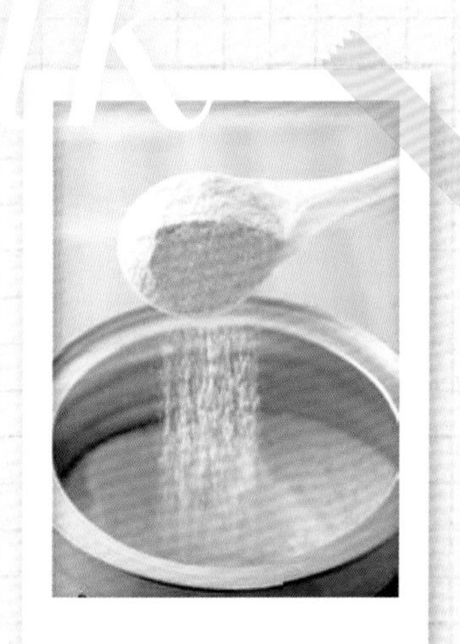

Tips

買回來的真假奶粉鑑別四妙招：

方法 1　手感。

用手試捻奶粉，真正的奶粉質地較細，而假奶粉摻有葡萄糖、白糖，因而顆粒較粗。

方法 2　顏色。

真奶粉呈天然乳黃色，假奶粉呈現漂白的特別白色。

方法 3　氣味。

真奶粉有天然的乳香味，假奶粉幾乎沒有乳香味。

方法 4　溶解速度。

真奶粉須經攪拌才能溶解，而假奶粉不經攪拌便溶解或發生沉澱。

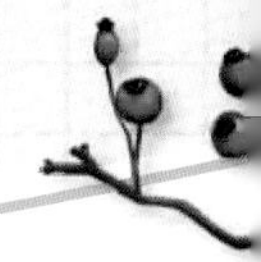

塑化劑風暴，很多食物(飲料)吃(喝)不得？

塑化劑，或稱增塑劑、可塑劑，是一種增加材料的柔軟性或是材料液化的添加劑。塑化劑並不是一種合法的食品添加物，工業上塑化劑是塑膠成品成型時的添加物，其種類多達百餘項，而使用的最普遍的為一群稱為鄰苯二甲酸酯類的化合物，例如：DEHP、DIDP、DNOP、DINP 等。

2011年，台灣爆發有毒的起雲劑事件，使得「塑化劑」新聞掀起了一陣風波。很多不肖廠商將食品添加物起雲劑其中的棕櫚油成分，改塑化劑取代，因為塑化劑價格低廉可以節省成本，而且保存期限更長，因此，揭露出部分食品檢出DEHP濃度偏高。根據研究顯示，DEHP會對人體造成健康威脅，例如傷害生殖系統或是誘發癌症等。

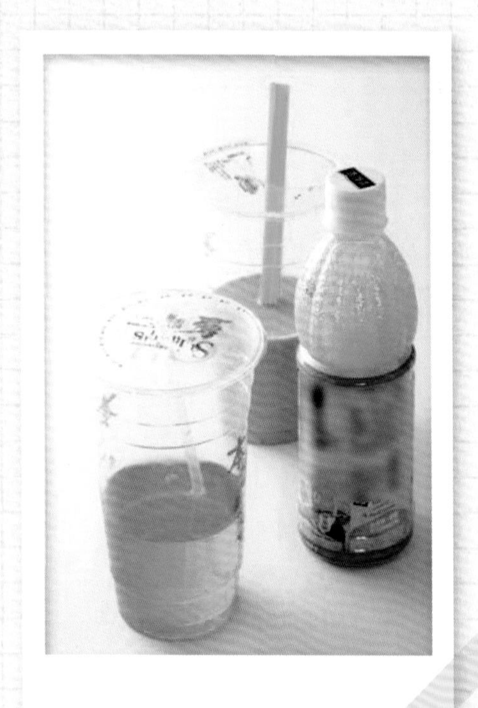

預防塑毒謹記「三不三要」原則

塑化劑事件，喚起民眾對食品與飲料安全與衛生的關注，而要如何降低和避免塑毒，更是大眾迫切關心的重點。要預防塑毒應謹記「三不三要的原則。」

1. 不要用塑膠容器或塑膠袋盛裝熱食或用微波加熱，並少用塑膠容器裝飲料喝。
2. 不要喝經過加工的果汁、果凍，並少吃各種含餡料的點心、蛋糕等。
3. 不用香味太強的口紅、香水、指甲油、乳霜等。
4. 要多洗手，尤其吃東西前可以洗清沾在手上的塑化劑。
5. 要多喝瓶裝開水取代市售的冷飲及含糖飲料。
6. 要多運動，多吃蔬菜水果都可以加速體內塑化劑的排出。

DEHP產生的毒性及對人體危害的程度：

➡ 塑化劑可經由皮膚、食入、呼吸進入人體，世界衛生組織表示，塑化劑並不會對健康造成立即的危害，唯有長期大量攝入才會對健康產生大量影響。目前世界各國對 DEHP 規範的每日可容忍攝取量（TDI）上限範圍為 0.02 ～ 0.14 毫克／公斤。

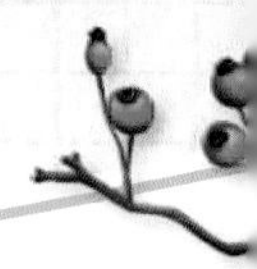

不要用免洗餐具，既不環保又損害健康？

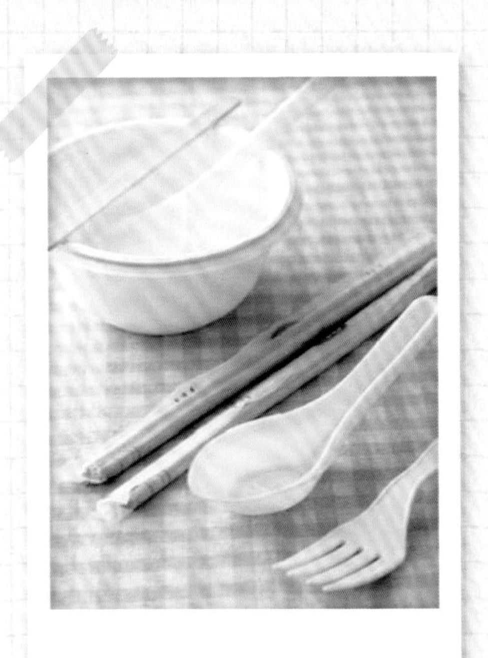

十幾年來，由於外食人口增加，加上工商社會事事求新求快的趨勢，免洗餐具變成了商家與消費者追求便利的必需品，大小餐廳裡處處可見。

但由於健康與環保意識的提升，自從不斷爆發黑心免洗筷事件，還有保麗龍餐具易於污染環境，除了環保署即有心人士的呼籲，大眾開始意識到避免使用免洗餐具。

免洗筷、餐盤及餐巾紙可能都隱藏著傷害健康的因子

根據資料顯示，早在多年前，台灣每年就進口五十億雙的免洗筷，而中國大陸是最大的進口國，進口量約占四成以上。

而消基會於 2006 年抽檢市售免洗筷，八成免洗筷有二氧化硫殘留，長期接觸二氧化硫會損害肺功能，造成慢性支氣管炎，

而且二氧化硫溶於水後會產生亞硫酸鹽，食入過量的亞硫酸鹽，可能會造成嘔吐、腹瀉、呼吸困難等。

很多免洗餐盤都使用塑膠類材質，塑膠材質會因為高溫而釋放有毒物質，容易增加致癌機率，而市面上的餐巾紙，為了呈現表面的潔淨，可能添加螢光劑，螢光劑也有致癌的可能。

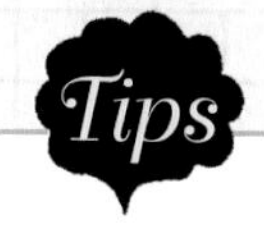

杜絕黑心餐具有妙招

方法 1

養成攜帶餐具的好習慣，尤其是自己攜帶筷子。

方法 2

如果看到過白的免洗筷可能有漂白的危險，要先用沸水煮過。

方法 3

如果要用免洗碗盤最好選擇紙類的為佳，並且無印圖案的，避免因為高溫而溶解出色素。

方法 4

不要使用太白或太鮮豔的紙巾，盡可能自己帶手帕。

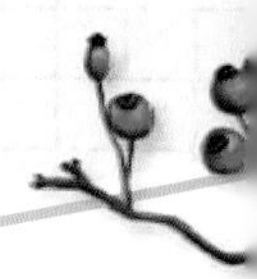

Chapter 2

懶人辨識食品包裝與標籤的秘訣

當你望著商店或是超級市場上琳琅滿目的食品，你是如何選購食品的？是從外表的美觀，還是價格來選擇？

很多包裝精美、色彩鮮豔，看起來令人垂涎的食品是否能看到包裝上的標示來了解成分，或是添加了不明的添加物？標籤上密密麻麻的標示是否令你眼花撩亂，其實辨識標籤並不難，只要多注意下面一些小訣竅。

本章一次解開食品標籤上的祕訣，讓你在享受美食之餘，還能兼顧到健康。

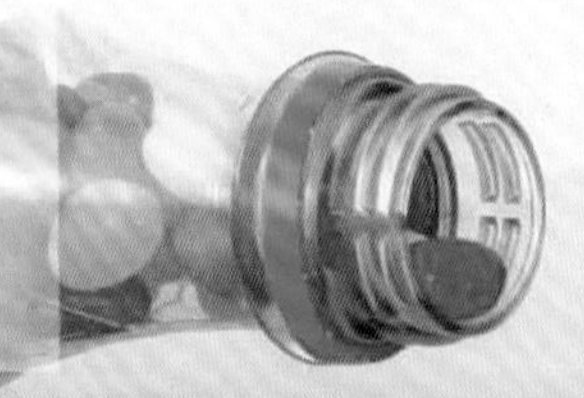

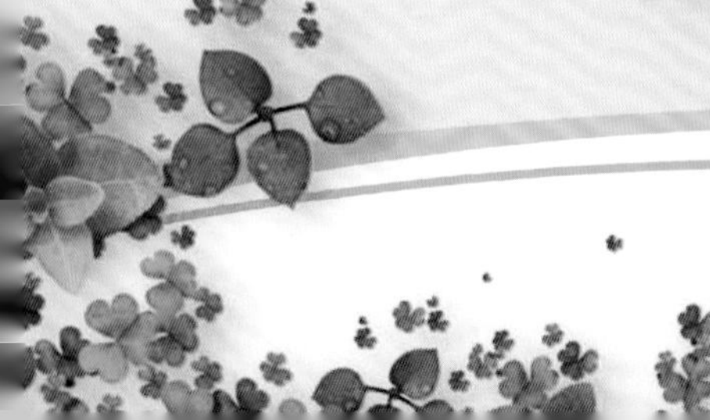

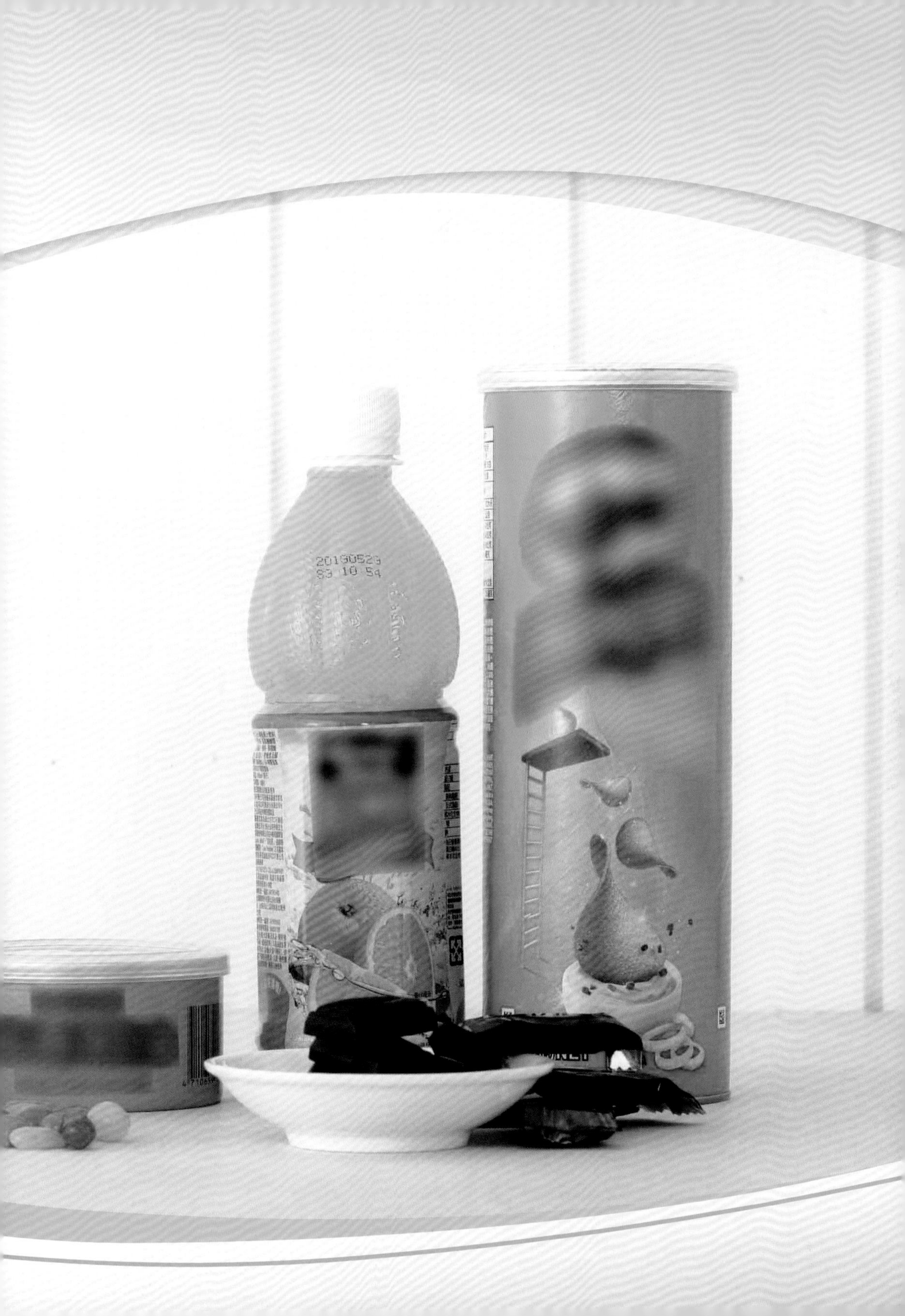

餅乾 Cracker

餅乾是常見的零食，通常是在麵粉中加入脂肪、糖、蛋、乳製品、水及香料等製作而成各種形狀的烘烤點心，市面上餅乾的種類很多，比較難找到健康的，所以在挑選餅乾時，應多注意原料上的標示，並小心標示的陷阱。

標示範例 1

檸檬方塊威化餅

原料

小麥麵粉、氫化植物起酥油、糖、玉米澱粉、全脂奶粉、乳化劑、食鹽、膨鬆劑、人工香料。

營養標示	每一份量：80公克 本包裝含1份
熱量	519.6大卡
碳水化合物	64.7g
蛋白質	5.8g
飽和脂肪	14.7g
反式脂肪	0g
鈉	147mg

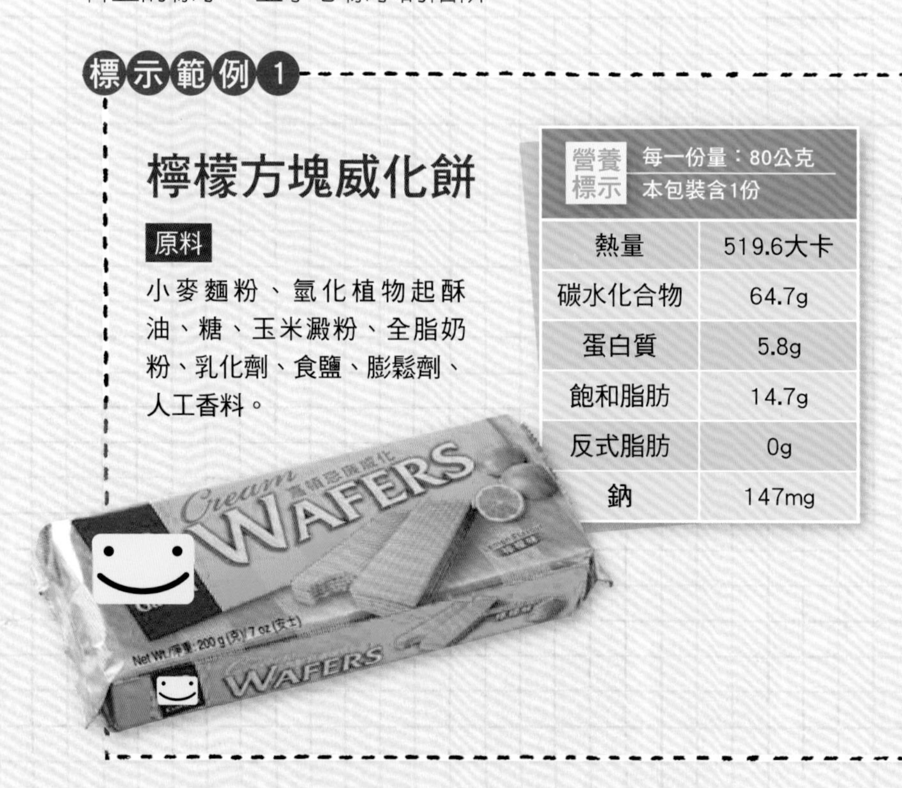

※本書所刊載之圖片僅為輔助內容所舉例，不具任何廣告行為，亦不代表本出版社評論所示商品之優劣的立場。

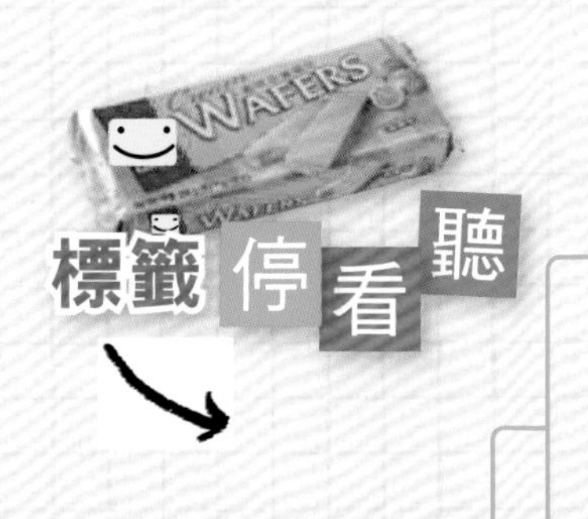

材料表標明的氫化植物起酥油，起酥油是指精煉後的植物性油脂，氫化油或其混合物，經加工後製造出來固體狀或流動狀油脂製品，理應含有少量反式脂肪，但營養標示上反式脂肪卻標 0，可能要小心注意。

成　份：小麥粉、氫化植物起酥油(棕櫚油)(含有抗氧化劑(L-抗壞血酸棕櫚酸酯、混合濃縮生育酚、大豆卵磷脂))、糖、玉米澱粉、全脂奶粉、膨脹劑(碳酸氫鈉、碳酸氫銨)、乳化劑(大豆卵磷脂)、鹽、人工香料(檸檬、橘子)
食用色素：黃色4號
淨　重：200 公克
保存期限：12 個月
有效期限：如包裝所示（日／月／年）
製造商：The Garden Company Limited
地　址：58 Castle Peak Road, Kowloon HK
產　地：香港

每100公克	
熱量	519.6 大卡
蛋白質	5.8 公克
脂肪	26.4 公克
飽和脂肪	14.7 公克
反式脂肪	0 公克
碳水化合物	64.7 公克
鈉	147 毫克

膨脹劑即是一般人熟知的泡打粉、發粉，目前餅乾的使用規定約為麵粉的 3 ～ 4%，在安全食用範圍對健康無危害，但過量還是會有食慾不振、噁心、頭痛等症狀。

Yes 選購餅乾要點：

- 要注意包裝的製造日期及保存期限是否標示清楚。
- 選擇沒有油臭味，無受潮的才佳。
- 外觀完整，口感酥脆無變質。

No 不要購買的餅乾：

- 包裝有破損，或是產品標示不清，來源不明，或過期的產品。
- 口感硬中帶軟，表示已經受潮。
- 含有植物油及加有 BHA、BHT 抗氧化劑的，廠商多會用氫化植物油以延長保存期限，BHA、BHT 是化學合成的抗氧化劑，吃多了對健康會產生威脅。

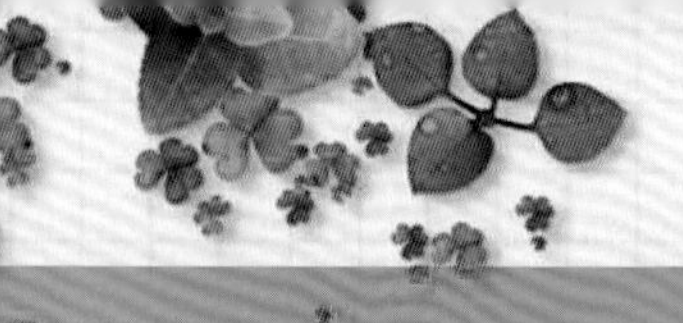

餅乾 Cracker

標示範例 2

營養標示	每一份量：25公克 本包裝含6.8份
熱量	130大卡
碳水化合物	12.4g
蛋白質	1.1g
飽和脂肪	3.2g
反式脂肪	0g
鈉	132mg

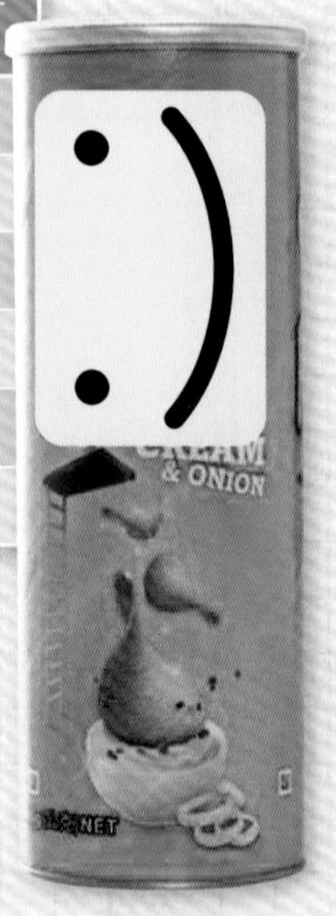

洋芋片

原料

乾馬鈴薯、植物油、米粉、小麥澱粉、洋蔥口味調味粉、增味劑、酸味劑、鹽、葡萄糖、麥芽糊精、乳化劑、含奶類製品及含有麩質的穀類。

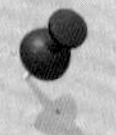

Yes 選購洋芋片要點：

- 要注意包裝的製造日期及保存期限是否標示清楚。
- 選擇不用油炸，調味料越單純的越佳。
- 外觀完整，口感酥脆無變質。

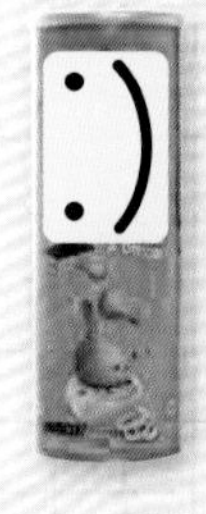

標籤停看聽

每食用分量		每份	
Energy / 能量	130 kcal / 千卡	熱量	183大卡
Protein / 蛋白質	1.1 g / 克	蛋白質	2公克
Total fat / 總脂肪	8.2 g / 克	脂肪	11公克
- Saturated fat / 飽和脂肪	3.2 g / 克	- 飽和脂肪	4.5公克
- Trans fat / 反式脂肪	0 g / 克	- 反式脂肪	0.0公克
Available Carbohydrates / 可獲得的碳水化合物	12.4 g / 克	膽固醇	0毫克
- Sugars / 糖	0.9 g / 克		
Sodium / 鈉	132 mg / 毫克	碳水化合物	18公克
Cholesterol / 膽固醇	0 mg / 毫克	鈉	185毫克

品名：洋芋片（洋蔥口味）

成分：乾馬鈴薯、植物油、米粉、小麥澱粉、洋蔥口味調味粉[牛奶、洋蔥、酸奶油、乳清、調味劑/增味劑(麩酸鈉/E621)、調味劑/酸味劑(檸檬酸及乳酸)、乳化劑(乾酪素鈉/酪蛋白酸鈉)]、麥芽糊精、乳化劑[脂肪酸甘油酯

雖然標示有0公克的反式脂肪，還是要小心對可能含有微量反式脂肪，一點點就可能造成健康的危害。

未標明是何種植物油，有可能是氫化過的植物油，建議不要食用太多。

洋芋片的主要原料為馬鈴薯，最好選擇有100%國產馬鈴薯的字樣或是選擇「非基因改造」的字樣。馬鈴薯一旦經過高溫處理就比較容易產生致癌物質，不建議吃太多。

※本書所刊載之圖片僅為輔助內容所舉例，不具任何廣告行為，亦不代表本出版社評論所示商品之優劣的立場。

No 不要購買的洋芋片：

- 包裝有破損，或是產品標示不清，來源不明，或過期的產品。
- 口感硬中帶軟，表示已經受潮。
- 含有植物油及鹽分太多的，廠商多會用氫化植物油以延長保存期限，而多數的洋芋片都是鹽分過量，吃多了對健康會產生威脅。

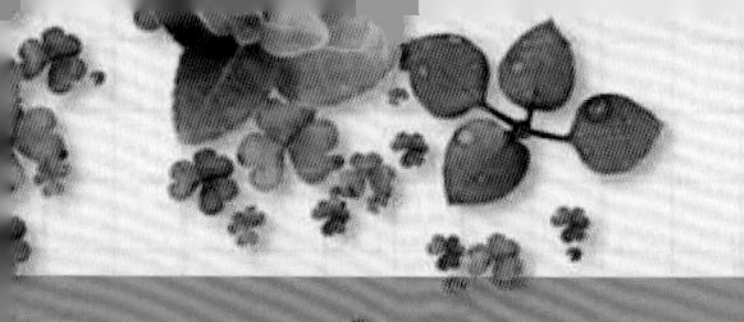

糖果 Candy

糖果指的是以砂糖和水飴為主要原料，經熬煮後，冷卻而凝固的砂糖零嘴，為了吸引消費者購買，還會加入巧克力、奶油、乳化劑、酸味劑等添加物。熬煮的時候，若以高溫150℃～165℃加熱會形成比較堅硬的糖，如以110℃～140℃加熱便成較軟的糖。

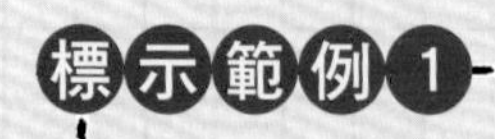

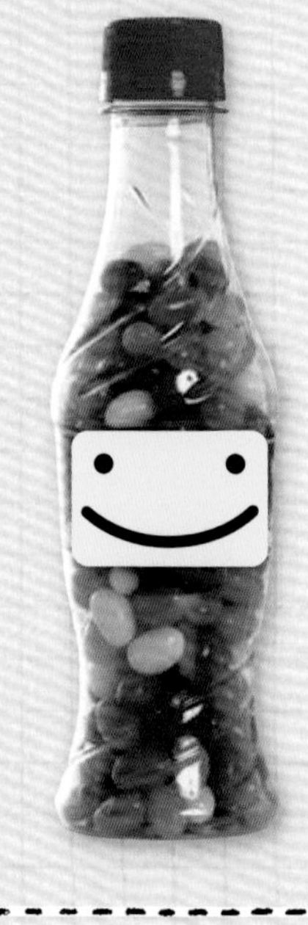

營養標示	(Nutrition) 每100公克含量
熱量	420大卡
碳水化合物	83.2g
蛋白質	1.7g
脂肪	9.0g
鈉	0mg
鈉	98.4mg

雷根糖

成分

砂糖、葡萄糖、麥芽糖、澱粉、明膠、食用色素（紅色 40 號、黃色 4 號、藍色 5 號、綠色 3 號）。

※本書所刊載之圖片僅為輔助內容所舉例，不具任何廣告行為，亦不代表本出版社評論所示商品之優劣的立場。

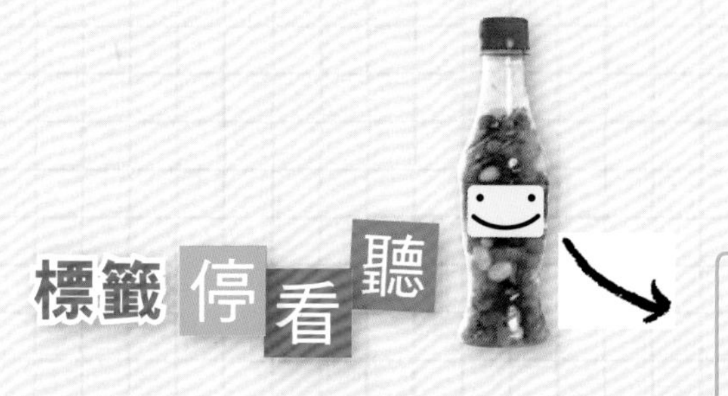

食用太多砂糖會引起蛀牙及肥胖，建議還是少吃。

成份：白砂糖,葡萄糖,麥芽糖,澱粉,明膠,食用人工香料,
食用人工色素紅色40號,黃色4號,黃色5號,綠色3號,藍色1號,二氧化
重量：250公克±4.5%　保存期限：壹年
有效日期：2013.06.25　原產地：馬來西

要選擇糖果最好選擇無色素或天然色素的，但天然色素保存不易，市售糖果含人工色素的比例極高，此種糖果裡的紅色色素 40 號與黃色 4 號食用過多可能有過敏及致癌的可能性。

Yes　選購糖果要點：

- 注意包裝的製造日期及保存期限是否標示清楚。
- 選擇顏色不要太鮮豔、色素較少，不會過甜的糖果。
- 如選擇散裝的糖果，應該留意氣味和色澤，避免選到過期或不明添加物的糖果。

No　不要購買的糖果：

- 包裝有破損，或是產品標示不清，來源不明，或過期的產品。
- 過於鮮豔或是化學色素添加太多的糖果。
- 聲稱無糖的糖果，很可能是添加了比糖更傷害健康的化學糖，多吃無益。

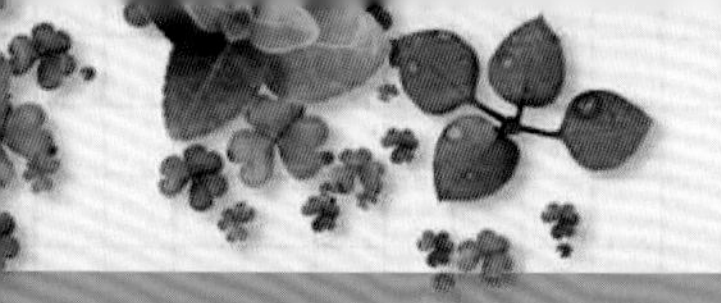

糖果 Candy

標示範例 2

巧克力糖

成分

砂糖、葡萄糖漿、小麥粉、植物性脂肪、全脂奶粉、可可脂、可可塊、脫脂奶粉、乳糖、可可粉、鹽、膨脹劑（碳酸氫鈉）、香料。

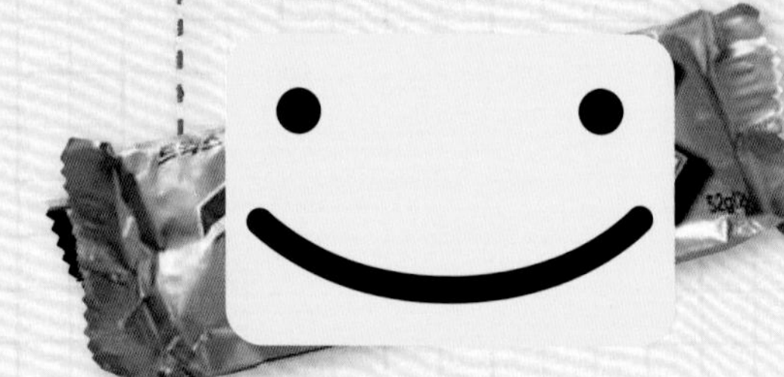

營養標示	每一份量52公克 本包裝含1份
熱量	258大卡
碳水化合物	32.8g
蛋白質	25g
脂肪	13.0
飽和脂肪	7.3g
反式脂肪	0g
鈉	82.7mg

Yes 選購巧克力要點：

- 注意包裝的製造日期及保存期限是否標示清楚。
- 盡可能選擇以可可膏、可可油標示為首的巧克力產品，原料較純。
- 如選擇散裝的巧克力，應該留意品牌、廠商、成分完整的，避免選到過期或不明添加物的糖果。

標籤停看聽

品名：巧克力
成份：砂糖、葡萄糖漿、小麥粉
可可塊、脫脂奶粉、乳糖、可
乳脂、膨脹劑（碳酸氫鈉）、
重量：52公克　　保存期

將砂糖與葡萄糖漿標示在最前面，糖分應該很高，小心不要食用過多。

營養標示

每一份量 52 公克
本包裝含 1 份

	每份	每份提供每日營養素攝取量基準值*之百分比
熱量	258 大卡	12.9%
蛋白質	2.5 公克	4.2%
脂肪	13.0 公克	23.6%
飽和脂肪	7.3 公克	40.6%
反式脂肪	0 公克	
碳水化合物	32.8 公克	10.3%
鈉	82.7 毫克	3.4%

未標明是何種植物性脂肪，很可能是氫化過的植物油，可能含有微量的反式脂肪，但營養標示的反式脂肪卻標 0 公克。

熱量每 52 公克就有 258 卡，等於 100 公克的巧克力就超過 500 卡，熱量高，容易發胖。

No 不要購買的巧克力：

- 包裝有破損，或是產品標示不清，來源不明，或過期的產品。
- 來源不清楚，沒有標示品牌或成分標示不清的巧克力。
- 不要買摻雜太多糖與人工添加物的巧克力，像是香料、砂糖、氫化植物油、甜味劑等。

※本書所刊載之圖片僅為輔助內容所舉例，不具任何廣告行為，亦不代表本出版社評論所示商品之優劣的立場。

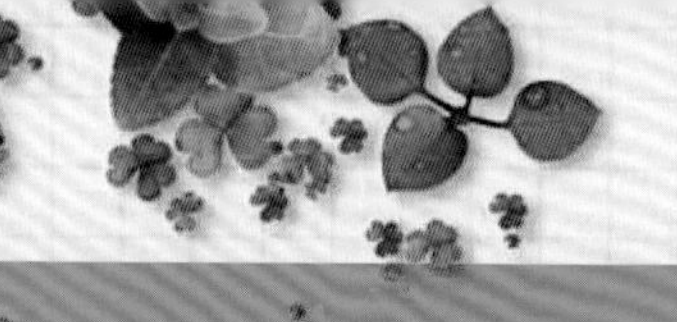

罐頭 Canned food

罐頭的加工貯藏法發明於法國，罐頭技術至今已超過 200 年的歷史。製作罐頭是用高壓、高溫殺菌，採用真空的方式密封。理論上這種方式是可以永久保存無菌狀態，所以，通常不會再加防腐劑。

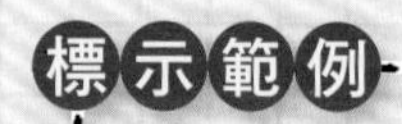

五香肉醬

成分

豬肉、食鹽、香料、醬油、黃豆醬、辣椒醬、食鹽、調味料。

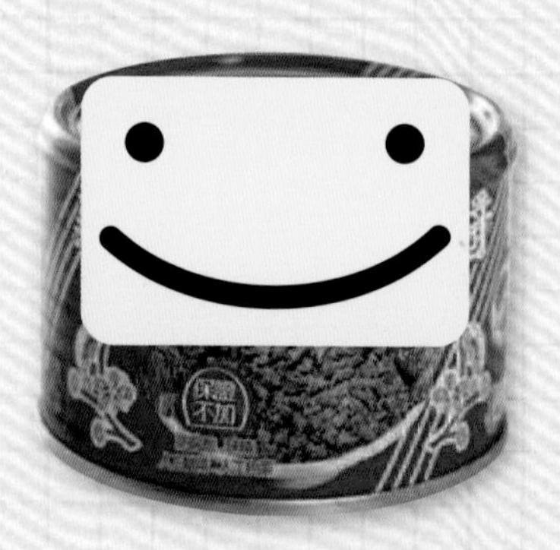

營養標示	(Nutrition) 每100公克含量
熱量	287大卡
碳水化合物	6.5g
蛋白質	13.6g
總脂肪	22.9g
飽和脂肪	9.2g
鈉	742mg

※本書所刊載之圖片僅為輔助內容所舉例，不具任何廣告行為，亦不代表本出版社評論所示商品之優劣的立場。

標籤停看聽
黃豆醬、辣椒醬、食鹽
PORK, SOY SAUCE, SOYBEAN PAST
SALT, CONDIMENTS
示於罐底(西元 年 月 日)
營養標示
每100公克
熱量 287 大卡
蛋白質 13.6 公克
脂肪 22.9 公克
飽和脂肪 9.2 公克
反式脂肪 0 公克
碳水化合物 6.5 公克
鈉 742 毫克

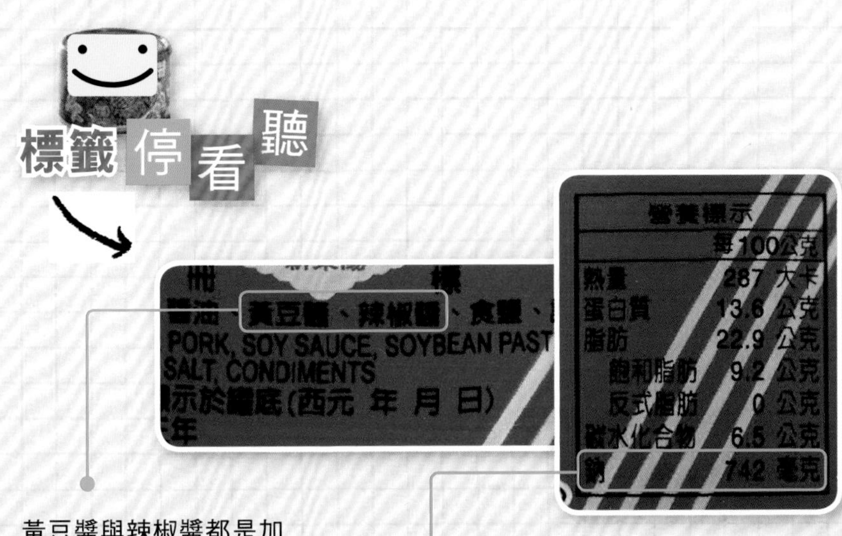

黃豆醬與辣椒醬都是加工食品，可能添加許多人工添加物。

每 100 公克就含有 742 毫克的鈉，是鹽分極高的食品，行政院衛生署建議，不論是小孩或大人，每天的鈉攝取量為 2400 毫克，最多不宜超過 3000 毫克。

Yes 選購罐頭要點：

- 選購時要注意包裝的製造日期及保存期限是否標示清楚。
- 外觀包裝乾淨整潔，印刷清楚。
- 應儘量選擇化學添加物少的罐頭。

No 不要購買的罐頭：

- 如發現罐頭有膨脹、重凹罐或彈性罐就不要購買。
- 罐頭若生鏽或刮痕，很可能已經有微生物入侵，也不要購買。
- 罐頭雖可貯存較久，但若發現已經快過期了，很可能內容物已經變質，建議不要購買。

醬油 Soya sauce

醬油是以主原料（大豆、小麥、米），加入水、食鹽，經過製麴和發酵，在各種微生物繁殖時分泌的各種酶的作用下，釀造出來的一種調味料。

標示範例

釀造醬油

成分

黃豆、小麥、食鹽、甜味劑（甘草酸鈉）、對羥苯甲酸丁酯、苯甲酸鈉。

營養標示	每一份量100ml 本產品含5份
熱量	69大卡
碳水化合物	13.9g
蛋白質	3.2g
脂肪	0g
鈉	2613mg

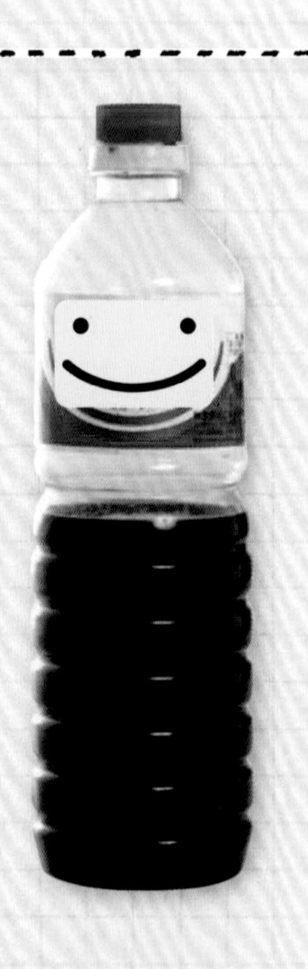

※本書所刊載之圖片僅為輔助內容所舉例，不具任何廣告行為，亦不代表本出版社評論所示商品之優劣的立場。

標籤停看聽

苯甲酸鈉是很常使用的食品防腐劑，有防止食品發酸、延長保存期限的效果，但食用過量會增加肝臟代謝負擔，並引起過敏、氣喘等。

原料：黃豆、小麥、
、防腐劑(苯甲酸鈉及對羥苯甲酸丁酯)
甜味劑(甘草酸鈉)
成份：符合國家標準CNS423甲級品標準

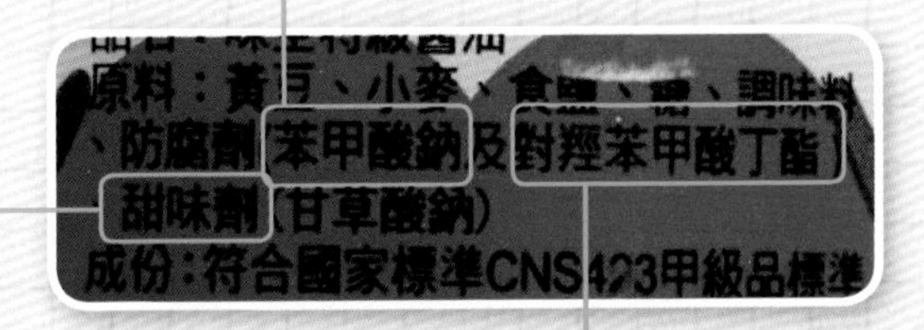

甜味劑〈甘草酸鈉〉長期食用可能有頭痛、腹瀉反應，也可引起水、鈉瀦留而出現水腫、血壓升高的狀況。

對羥苯甲酸丁酯是一種防腐劑，目前對苯甲酸鈉、羥苯甲酸丁酯尚未證實會對人體產生什麼危害，但還是不建議食用太多，最新研究可能與乳癌發展有關係，選擇時，要注意標明是否有在標準值之下較安全。

Yes 選購醬油要點：

- 選購外觀呈現棕褐色、紅褐色，且顏色呈現光澤度的醬油。
- 選擇有GMP標章的醬油比較有保障。
- 注意產品的製造日期及保存期限，並選擇原料標示較天然單純的。
- 可選購搖動時泡沫細緻綿密的醬油。

No 不要購買的醬油：

- 如發現醬油有沉澱物，或肉眼看得見的懸浮物不要購買。
- 搖動時泡沫較大的可能為化學醬油，化學速成醬油會產生單氯丙二醇致癌物，不要購買。
- 價格太低的醬油，或是打開瓶蓋有嗆鼻帶點苦味，沒有醬油香也可能是化學醬油。

飲料 Drink

飲料種類繁多，有碳酸飲料、運動飲料、綜合果汁、乳酸飲料，以及各式茶飲，各種林林總總的名目，只要同種類的飲料，添加物其實大同小異，而幾乎所有飲料都有甜分太高的潛在危機，以下就列舉屬於碳酸的飲料的Zero可樂作為示範，但是否標榜著零熱量的Zero可樂就沒有危機呢？

標示範例 1

低熱量可樂

成分

碳酸水、焦糖、磷酸、檸檬酸鈉、阿斯巴甜、醋磺內酯鉀、蔗糖素、香料（咖啡因）。

營養標示	（Nutrition）每一份量100ml
熱量	5大卡
碳水化合物	0.45g
脂肪	0.3g
鈉	2mg

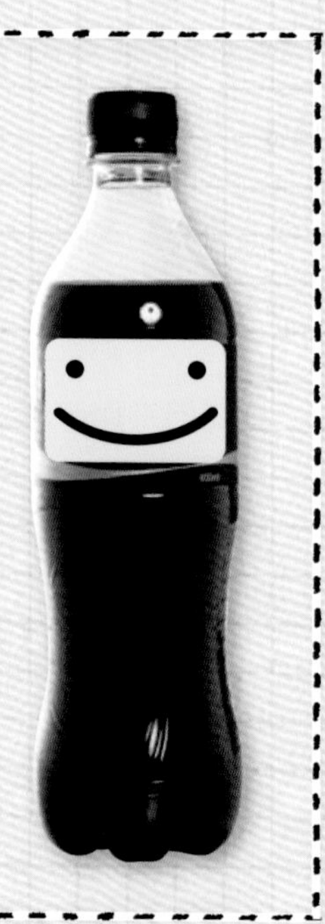

※本書所刊載之圖片僅為輔助內容所舉例，不具任何廣告行為，亦不代表本出版社評論所示商品之優劣的立場。

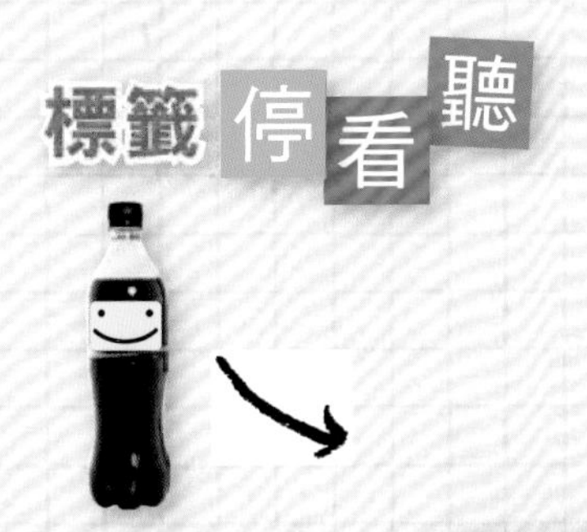

阿斯巴甜比一般的糖甜約 200 倍，又比一般砂糖含更少的熱量，所以常常用於糖尿病和減肥人士的代糖，但苯酮尿病患無法代謝阿斯巴甜，所以不能食用，很多人以為阿斯巴甜吃不胖，就攝取很多，有些研究發現不能排除阿斯巴甜引發腦瘤以及淋巴癌等嚴重後果的可能性，建議還是不要攝取太多。

碳酸水、焦糖、磷酸、阿斯巴甜及醋磺內酯鉀及
甜味劑）、香料(含咖啡因)、檸檬酸鈉
含量：20mg/100mL以下
YLKETONURICS: CONTAINS PHENYLALANINE
胺酸：苯酮尿症患者不適宜飲用

咖啡因是一種中樞神經興奮劑，能夠暫時的驅走睡意並恢復精力，持續高量的咖啡因容易中毒，包括上癮和影響身體與心理反應，例如焦慮、易怒、肌肉抽搐、心悸、失眠等。

Yes 選購可樂要點：

- 外觀沒有凹陷變形，沒有奇怪雜質沉澱。
- 選擇知名度較高、有較大品牌的飲料。
- 留意製造日期，儘量選擇最近生產、上市的產品。

No 不要購買的可樂：

- 瓶罐外表凹陷變形，如果開封發現有異常雜質就要停止飲用。
- 看清楚包裝的標示，製造日期快過期的或原料、營養標示不清都不要購買。

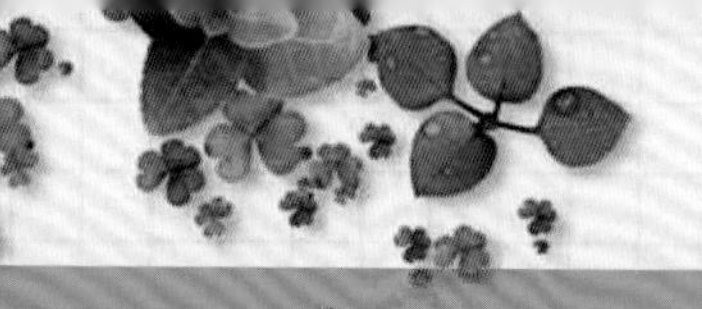

飲料 Drink

標示範例 2

柳橙果汁

成分

柳橙果肉、水、柳橙濃縮汁、檸檬酸、檸檬酸鈉、維生素C、蔗糖素及醋磺內酯鉀、β胡蘿蔔色素、高果糖糖漿。

營養標示（Nutrition）每100ml	
熱量	45大卡
碳水化合物	11g
脂肪	0g
蛋白質	0g
鈉	13mg

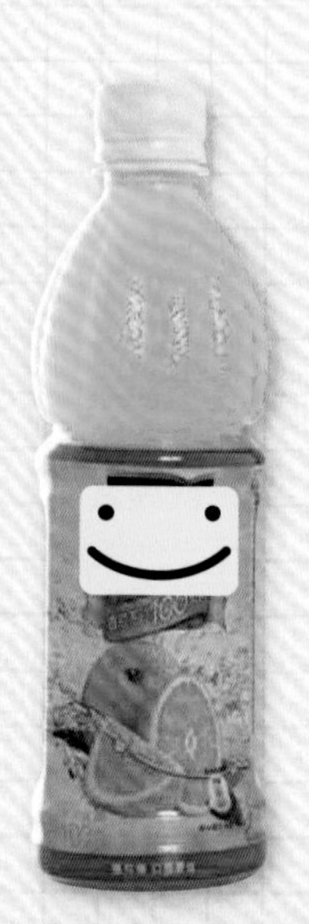

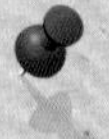

Yes 選購果汁要點：

- 認清成分標示，可以選擇100%天然純果汁，沒有防腐劑和其他人工調料，但很多標榜100天然%純果汁，其實是果汁濃縮還原又加水稀釋，可能只有10～20%的水果汁。
- 儘量選擇知名大廠牌的飲料，選擇有GMP等食品認證標章更佳。
- 留意製造日期，儘量選擇最近生產、上市的產品。

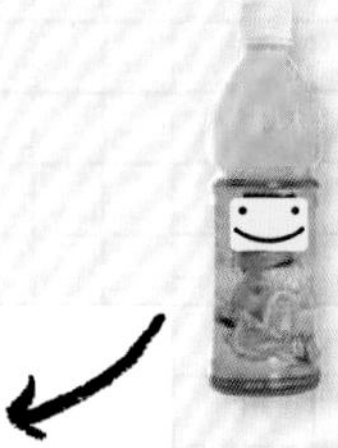

標籤停看聽

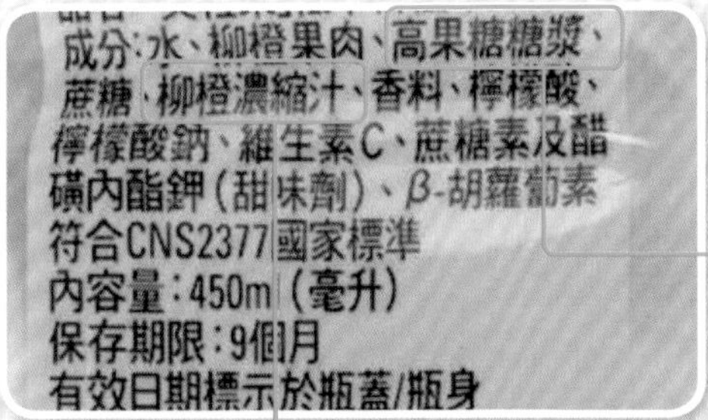

成分:水、柳橙果肉、高果糖糖漿、
蔗糖、柳橙濃縮汁、香料、檸檬酸、
檸檬酸鈉、維生素C、蔗糖素及醋
磺內酯鉀(甜味劑)、β-胡蘿蔔素
符合CNS2377國家標準
內容量:450ml(毫升)
保存期限:9個月
有效日期標示於瓶蓋/瓶身

高果糖糖漿：有研究顯示高果糖糖漿可能導致新陳代謝紊亂，增加罹患糖尿病和心血管疾病的機率。

濃縮柳橙汁的製造過程中，會添加大量的糖，會降低水活性，因此微生物不易生長，但加工過程會造成營養素、香味耗損，並且有添加香料的情形。

※本書所刊載之圖片僅為輔助內容所舉例，不具任何廣告行為，亦不代表本出版社評論所示商品之優劣的立場。

No 不要購買的果汁：

- 瓶罐外表凹陷變形，選擇利樂包時，應注意搖動時是否有較大的聲音或滲露的情形，如果是如此表示真空已被破壞，不要購買。
- 看清楚包裝的標示，加太多食品添加物，或是製造日期已經快超過期限都不要購買。

奶類食品 Milk

奶類食品以新鮮的牛乳來製作為佳，但因為鮮乳保存不易，所以在製作過程中若殺菌不完全會有微生物感染，而許多調味乳會添加過多的色素或人工香料，而奶油則可能會添加防腐劑，選購時要多注意產品標示。

標示範例 1

人造奶油

成分

食用植物性油脂、卵磷脂、水、食鹽、香料、天然β胡蘿蔔素、己二烯酸（防腐劑）1.0g／kg以下、抗氧化劑（BHA、BHT）0.2g／kg以下。

營養標示（Nutrition）每100公克含量	
熱量	723大卡
蛋白質	0.3g
脂肪	77.3g
鈉	199mg

※本書所刊載之圖片僅為輔助內容所舉例，不具任何廣告行為，亦不代表本出版社評論所示商品之優劣的立場。

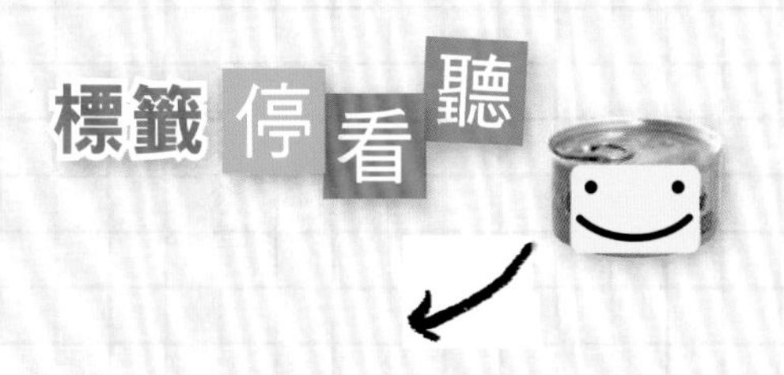

食用植物性油脂：人造奶油可用動物性油脂與植物油油脂，但這裡未標明用什麼種的植物油，令人無法安心，現在市面上很多食品都添加了氫化過的植物油，氫化過的植物油會產生反式脂肪，會使壞的膽固醇上升，誘發心血管疾病。

●精製植物油、水、食鹽、香料、乳化劑、卵磷脂、天然β胡蘿蔔素、己二烯酸(防腐劑) 1.0g/kg以下、B.H.T. B.H.A.(抗氧化劑)0.2g/kg以下。
●塗抹及自製西點、烤肉、玉米濃湯。
●儲存於25℃以下陰涼處，無須冷藏。開罐後請即時食用完。
●重量：170±10公克
●保存期限：一年（未開封）
●有效日期：標於罐蓋（西元
●原產地：台灣

營養標示	
	每100公克
熱量	723大卡
蛋白質	0.3公克
脂肪	77.3公克
飽和脂肪	47公克
反式脂肪	0公克
碳水化合物	6.6公克
鈉	199毫克

卵磷脂：人造奶油少不了乳化劑，所以用大豆卵磷脂可能有基因改造的問題，要小心。

每 100 公克的熱量就有 723 大卡和 77.3 克的脂肪，非常容易發胖，不要食用太多。

Yes 選購奶油要點：

➡ 選擇成分單純，只有牛乳和鹽的最好，或是原料標示清楚者。

➡ 選購時注意是否有冷藏，並注意製造日期，以最近製造與生產上市的為佳。

No 不要購買的奶油：

➡ 原料標示不夠清楚，或是添加不明添加物者。

➡ 不要選購外包裝有破損或潮濕的奶油。

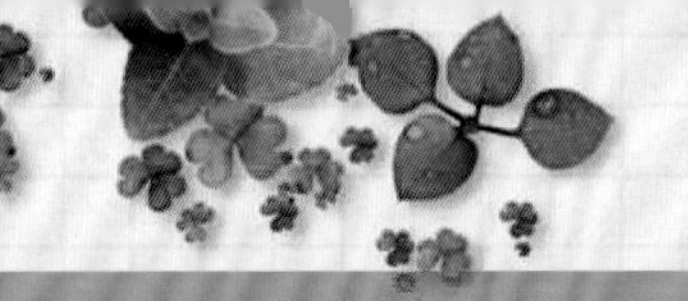

奶類食品 Milk

標示範例2

果汁調味乳

成分

生乳（50%以上）、綜合果汁（濃縮還原）、葡萄糖、砂糖、乳化安定劑、香料、檸檬酸鈉、食用黃色4號色素、水。

營養標示（Nutrition）每100ml	
熱量	57大卡
碳水化合物	9.5g
脂肪	1.5g
飽和脂肪	1.0 g
反式脂肪	0 g
蛋白質	1.5g
鈉	42mg

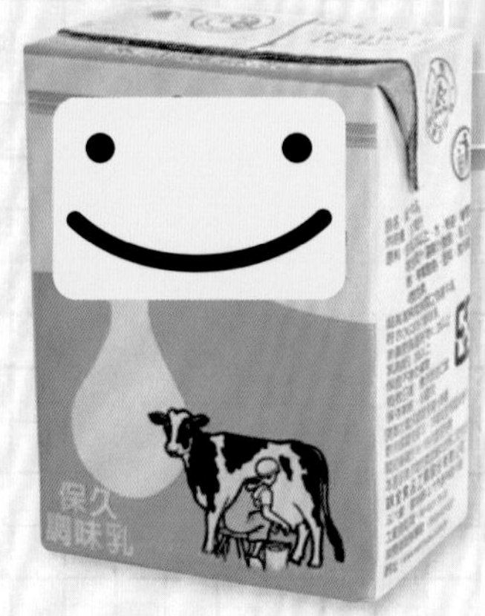

※本書所刊載之圖片僅為輔助內容所舉例，不具任何廣告行為，亦不代表本出版社評論所示商品之優劣的立場。

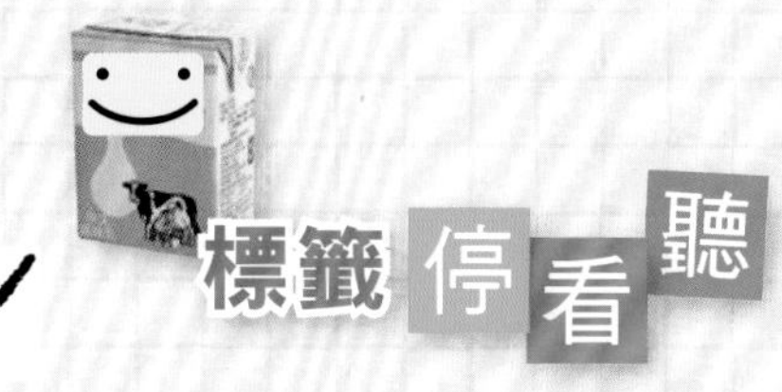

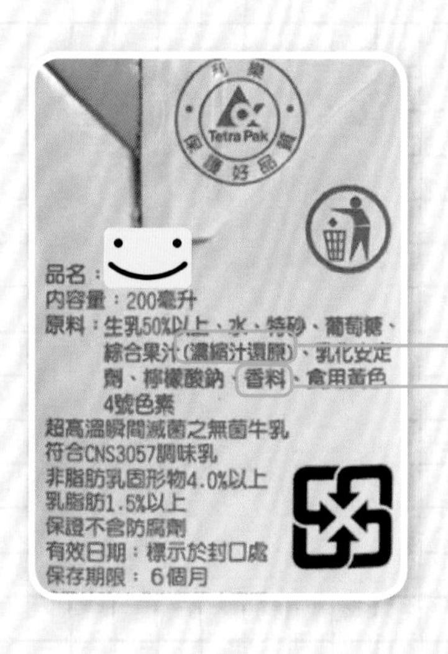

濃縮還原的綜合果汁：是以濃縮果汁按照一定比例與水和其他配料勾兌而成，在果汁的濃縮過程中，水果中的很多營養成分，例如維生素 C，很容易因光線照射、空氣氧化而破壞，有時幾乎沒有什麼營養價值，多喝無益。

有可能是添加人工香料，喝多了會傷身，更有罹癌風險。

Yes 選購調味乳要點：

- 選擇確實使用生乳的產品，選購有「鮮乳標章」的牛乳，才是經由農政單位認證的純正國產乳。
- 選擇鮮奶為佳，若要選擇調味乳，選擇含糖量少，儘量不要加人工添加劑的牛乳。

No 不要購買的調味乳：

- 加了太多糖、人工果汁、色素、香料等的調味乳，不要飲用。
- 罐身若有膨脹的請勿選購。

速食 Fast food

無論中式速食或是西式速食，通常是高油脂、高糖或高鹽分，像是泡麵、漢堡、蘋果派、鬆餅、玉米濃湯……，這些方便又美味的速食，在口味上很難抵抗得了誘惑，但過多的熱量與食品添加物，可能是導致肥胖和文明病的誘因，要選購時要多注意產品標示。

標示範例

冷凍辣味炸雞塊

成分

雞肉、油炸粉、棕櫚植物油、大豆蛋白（基因改造）、食鹽、澱粉、砂糖、食品添加物、品質改良劑（磷酸鹽類）、調味劑（L-麩酸鈉）、砂糖、香辛料、蒜粉。

營養標示（Nutrition）每一份量100公克	
熱量	127.3大卡
碳水化合物	6.8g
脂肪	6.5g
蛋白質	10.4g
鈉	331mg

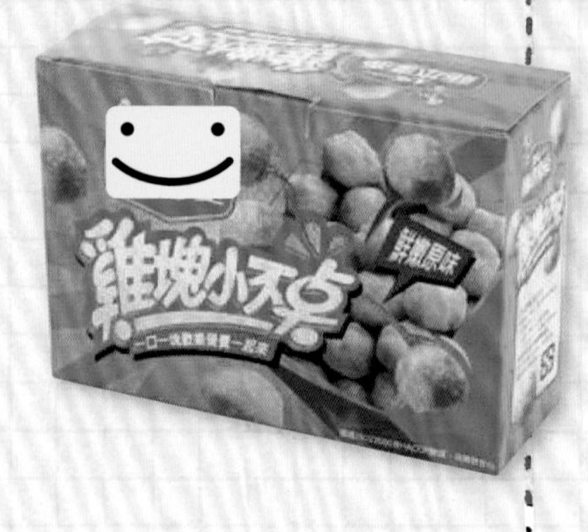

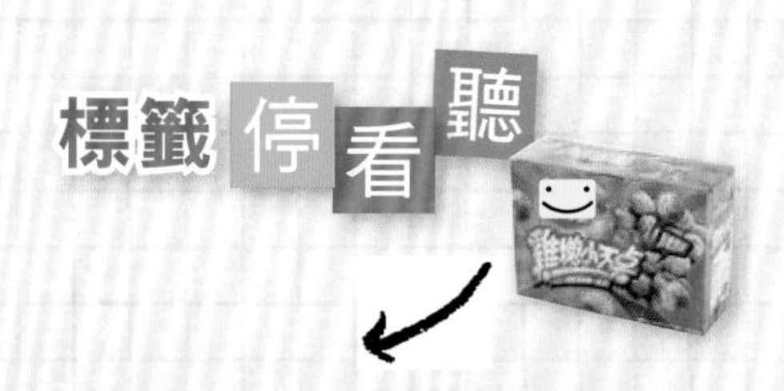

主原料：雞肉
副原料：油炸粉、棕櫚植物油、大豆蛋白(基因改造)、澱粉、食
食品添加物：品質改良劑(磷酸鹽類)、調味劑(L－麩酸鈉)
淨重：400公克以上
裹麵率：45%以下。
保存條件及期限：冷凍-18°C以下，360天。
有效日期：標示於包裝封口處(本產品僅預炸，未全熟)

食品添加物：未標明為何種食品添加物，很可能添加了過多人工添加物，不宜食用太多。

品質改良劑食用過多可能誘發癌症。

※本書所刊載之圖片僅為輔助內容所舉例，不具任何廣告行為，亦不代表本出版社評論所示商品之優劣的立場。

Yes 選購冷凍雞塊要點：

- 原本是雞肉裹上麵粉油炸而成，所以原料越單純越好。
- 選擇添加物越少的產品越好。

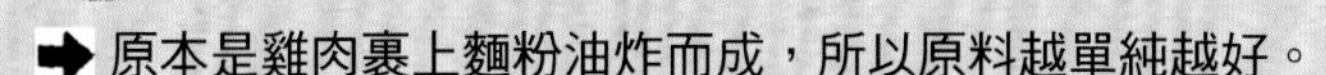

No 不要購買的冷凍雞塊：

- 加太多添加物，或是標示不清的產品。
- 請留意製造日期，放太久或是快超過保存期限的都不要購買。
- 出現冰晶的調理食品，表示該產品曾在溫度忽高忽低的狀態下儲存一段時間或曾回溫過，請不要購買。

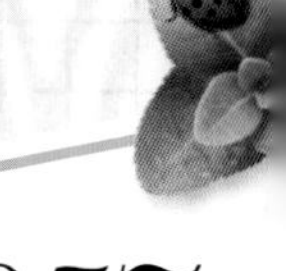

Chapter 3

懶人必懂 食品添加物秘笈

隨著食品科技的進步，目前市場上的加工食品幾乎都有食品添加物，一提到食品添加物，很多人就會聯想到「防腐劑、甜味劑、香料、色素」等名詞，食品添加劑在食品加工的過程中，雖然扮演著重要的角色，但食用過多，同樣會對人體健康產生威脅。

本章就介紹食品中常見的添加物，讓你了解每種的添加物的用法與食用的安全範圍。

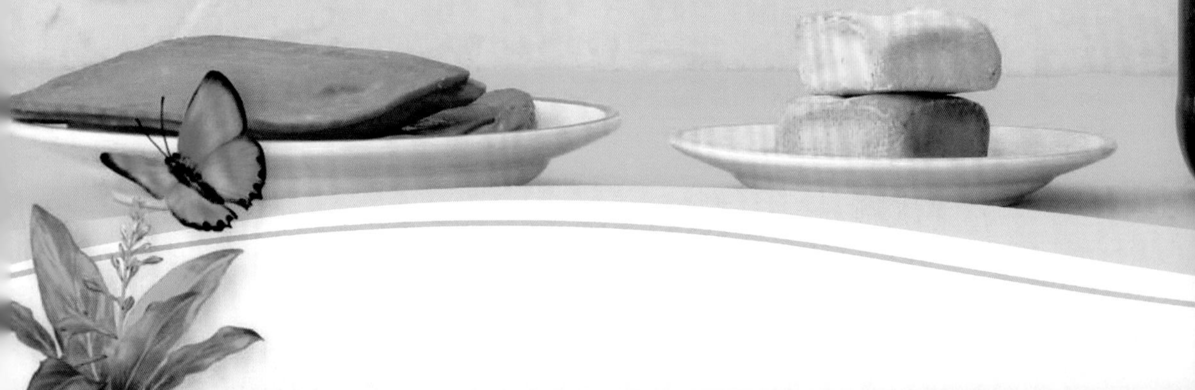

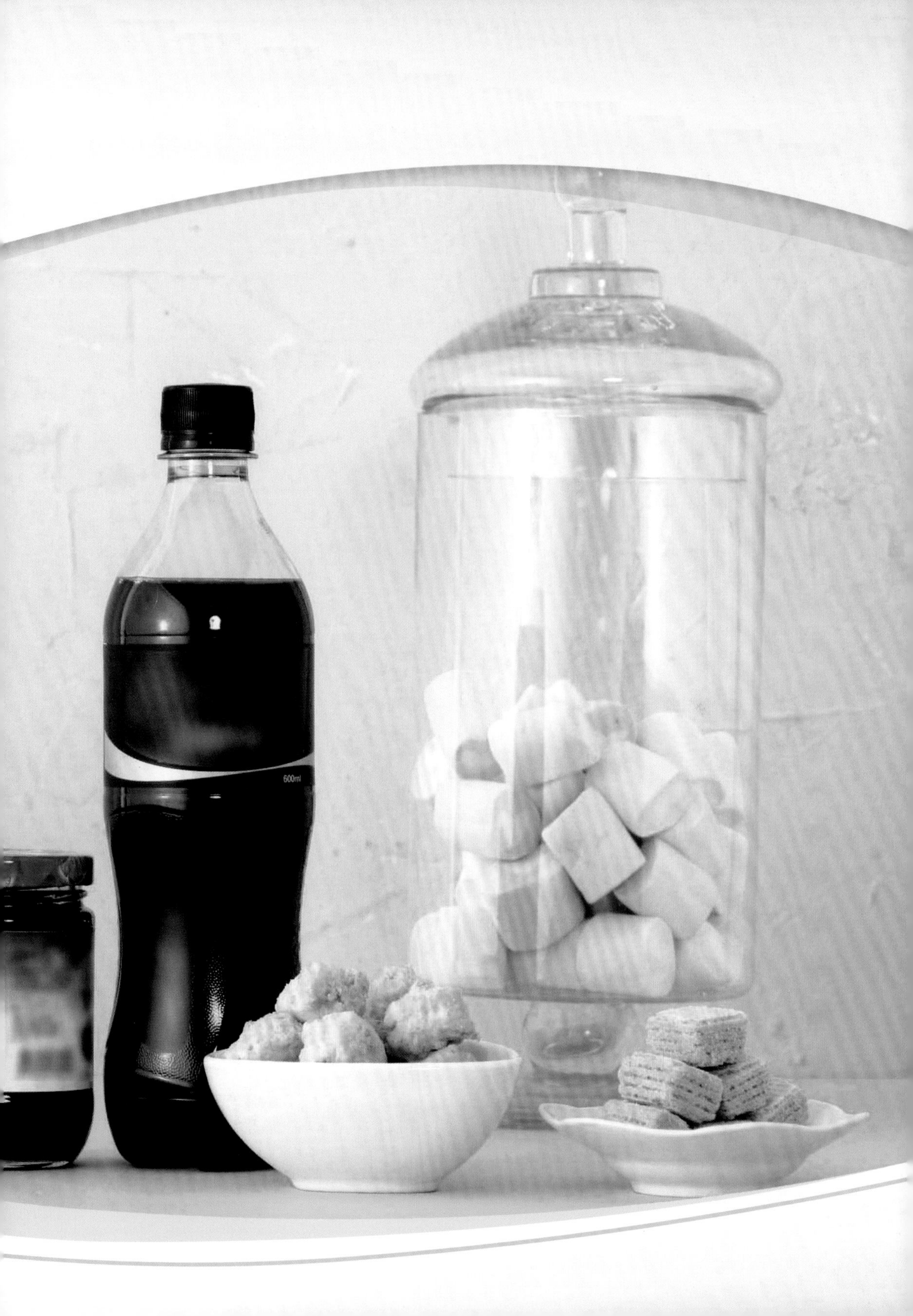
600ml

什麼是食品添加物？

根據台灣《食品衛生管理法》第三條規定，食品添加物可明確定義為：在食品的製造、加工、調配、包裝、運送、貯藏的過程中，用以著色、調味、防腐、漂白、乳化、添加香味、安定品質、促進發酵、增加稠度、增加營養、防止氧化……等用途，而添加或接觸於食品的物質。

為什麼要加入食品添加物？

早期，人們就懂得利用植物色素與天然香料，添加在料理中，也懂得用鹽進行醃製，以醋當作保存劑使用，隨著食品科技的進步，亦會用一些天然的食品添加劑，以增強食品的色香味。

一、提高保存性

天然的食品通常會隨著時間的延長而腐壞，像是因為油脂劣化而氧化或是孳生細菌等而無法食用。為了延長保存期限，可以適時加入食品添加劑，並減少在採收、處理、運送的成本，並減少丟棄食品所造成的浪費，例如加己二烯酸（防腐劑）在果醬與糕餅中，或是在泡麵中加入 BHA、BHT（化學抗氧化劑）等。

二、增加食品色、香、味及改良外觀

為了增加食品的色澤、香氣、風味，業者通常會加入食品添加物，以提高食品原有的美味，而有些食物外觀沒那麼好看，業者為了吸引消費者的目光，增加食品的魅力，加入食品添加劑也是營造美食的一種手段，例如用漂白劑處理蓮子、白木耳、百合，在各類果汁飲料中加入甜味劑與酸味劑，在糖果、蜜餞中加入色素等。

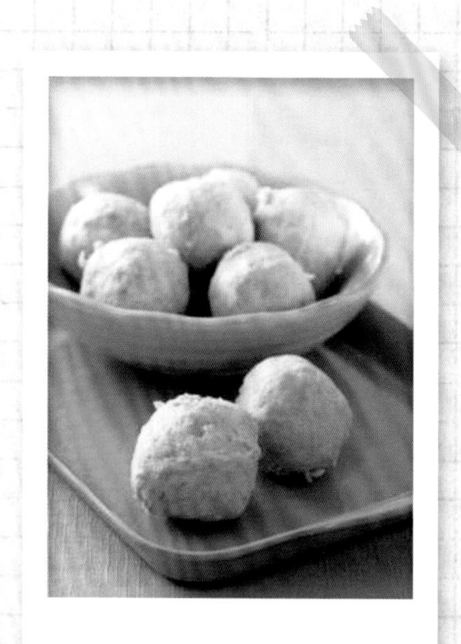

三、食品加工不可或缺或是提升食品的品質

有些食物在加工時就必須加入一些食品添加物，像是豆腐的製作需要加入凝固劑，製造拉麵必須用鹼水，餅乾或麵包必須使用膨鬆劑等。有些食品在製作過程中，可能也需要加入一些有助於改善品質、縮短製作期的食物，像是在肉丸子內加結著劑，提高肉丸的彈性與結著力，在口香糖中加入軟化劑，增加可塑性及口感等。

四、提升營養的附加價值

近年來，健康意識抬頭，很多食品業者為提高產品的附加價值，常常強調產品裡有營養添加劑，像是含鈣的餅乾、添加寡糖（oligosaccharides）的飲料、添加水果多酚的橄欖油，這類營養添加物在加工食品的含量通常不高，很多都是業者促銷商品的一種手段。

防腐劑 Antiseptic

防腐劑是為了預防食品腐壞所加入的物質，以延長食品的保存期限，但防腐劑不能做為殺菌劑。

苯甲酸類

使用目的	增加食品安定性，抑制黴菌、酵母菌生長，延長食品保存期限。
常見種類	苯甲酸、苯甲酸鉀、苯甲酸鈉。
適用食品	魚製品（魚丸、甜不辣）、肉製品、乳製品、醃製蔬果、果醬。
注意事項	根據世界衛生組織建議，苯甲酸每日安全攝取量為每人每公斤體重小於 5mg（毫克），以一個 60 公斤的人為例，每日攝取量應小於 300mg。
危險度檢測	● 毒性低，正常代謝多會以二氧化碳或水的形式排出。 ● 食用過量會引起過敏、氣喘等。 ● 屬於一般公認安全性物質（GRAS）
其他相關規定	罐頭一律禁止使用

己二烯酸類

使用目的	增加食品安定性，抑制黴菌、酵母菌生長，預防食物腐敗
常見種類	己二烯酸、己二烯酸鉀、己二烯酸鈉、己二烯酸鈣。
適用食品	魚、肉、豆、乳製品；醃製蔬菜、果醬、飲料、糕餅。
注意事項	根據世界衛生組織建議，己二烯酸每日安全攝取量為每人每公斤體重小於 25mg（毫克），以一個 60 公斤的人為例，每日攝取量應小於 1500mg。
危險度檢測	● 毒性低，正常代謝多會以二氧化碳或水的形式排出。 ● 食用過量會引起過敏、氣喘等。 ● 屬於一般公認安全性物質（GRAS）
其他相關規定	罐頭一律禁止使用

丙酸類

使用目的	增加食品安定性，抑制黴菌、酵母菌生長，增加食品儲存時間。
常見種類	丙酸、丙酸鈣、丙酸鈉。
適用食品	麵包、糕餅、烘焙的點心。
注意事項	目前台灣及世界衛生組織對於丙酸類添加劑每日攝取量仍無相關規定，且丙酸類有特殊氣味，使用過量較易察覺不易誤食。
危險度檢測	● 丙酸的檢測值必須在每公斤 2.5g/kg 以下。 ● 若依檢測值使用丙酸尚不致於危害人，但濃度過高、過量仍會導致喉嚨痛、噁心、腹瀉等現象。
其他相關規定	罐頭一律禁止使用

防腐劑 Antiseptic

醋酸類

使用目的	增加食品安定性，抑制黴菌、酵母菌生長，增加食品儲存時間，使食品蓬鬆。
常見種類	去水醋酸、去水醋酸鈉。
適用食品	奶油、人造奶油、乳酪。
注意事項	● 目前台灣及世界衛生組織對於醋酸類每日攝取量仍無相關規定。 ● 醋酸類常出現在未經允許使用的食品中，如麵製品。
危險度檢測	● 去水醋酸的檢測值必須在每公斤 0.5g/kg 以下。 ● 通常會在人體中被水解、代謝、排出，但去水醋酸長期食用可能會危害人體的肝、腎系統。
其他相關規定	罐頭一律禁止使用

保色劑

保色劑本身不具任何的顏色，添加在食品當中，可以增進、改善食品的色澤、風味，像是香腸與臘肉就會添加保色劑。

硝酸鹽類

使用目的	呈現美觀的色澤、抑制肉類食品中的肉毒桿菌繁殖及毒素分泌。
常見種類	硝酸鹽類（硝酸鉀、硝酸鈉）、亞硝酸鹽類（亞硝酸鹽、亞硝酸鈉）。
適用食品	肉製品類（臘腸、香腸、肉丸、培根）。
注意事項	硝酸鹽及亞硝酸鹽每日攝取的安全容許範圍為每人每公斤（Kg）體重的 3.7 毫克（mg）及 0.06 毫克以下。
危險度檢測	過量食用硝酸鹽和亞硝酸鹽，易與肉類中蛋白質分解物（二級胺）結合產生亞硝酸胺，會對人體產生肝毒性，並有致癌可能。
其他相關規定	歐盟建議亞硝酸鹽不得用於嬰兒食品。

乳化劑 Emulsifier

乳化劑又稱界面活性劑，主要是將原本不相溶的油水混合均勻，使食品形成穩定的乳化狀態，可用在冰淇淋、奶油、杯麵當中，尤其速食都有可能添加乳化劑。

脂肪酸酯類

使用目的	使食品中的油水相溶、乳化、防止油水分離，提高食品保水性、彈性及光澤等。
常見種類	脂肪酸甘油酯、脂肪酸山梨醇酐酯、脂肪酸蔗糖酯。
適用食品	人造乳酪、冰淇淋、豆腐、乳油、果醬、酥油、餅乾。
注意事項	根據世界衛生組織建議，大部分脂肪酸酯類每日的攝取量為每人每公斤（kg）體重的 20 ～ 25mg（毫克），以一個 60 公斤的人為例，每日攝取量應小於 1200 ～ 1500mg。
危險度檢測	此類物質毒性極小，如果在食品加工中也通常使用少量，約 1 ～ 3%的比例，所以對人體無害。
其他相關規定	無

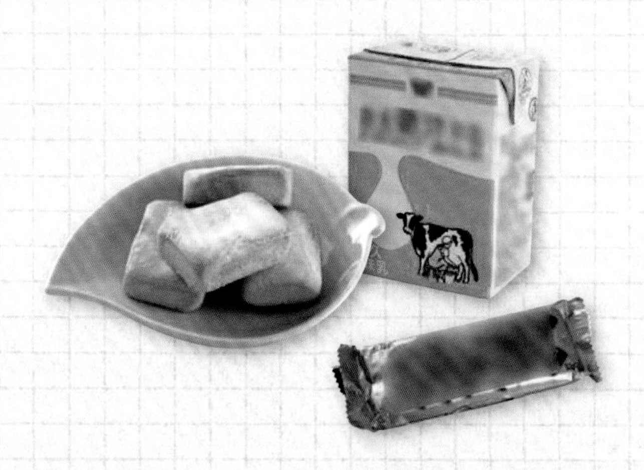

修飾澱粉及鹽類

使用目的	使食品中的油水均勻、乳化、防止油水分離，提高食品彈性、穩定性、酥度等。
常見種類	羥丙基纖維素、羥丙基甲基纖維素、乳酸硬脂酸鈉、乳酸硬脂酸鈣。
適用食品	人造乳酪、冰淇淋、豆腐、色素、花生醬、乳油、餅乾。
注意事項	根據世界衛生組織建議，大部分修飾澱粉及鹽類每日的攝取量為每人每公斤（kg）體重的 20 ～ 25mg（毫克），以一個 60 公斤的人為例，每日攝取量應小於 1200 ～ 1500mg。
危險度檢測	此類物質毒性極小，如果在食品加工中也通常使用少量，約 1 ～ 3%的比例，所以對人體無害。
其他相關規定	無

抗氧化劑

攝取適當的抗氧化劑能延緩老化的過程，並能提升身體對疾病的抵抗能力，將抗氧化劑加入食品當中，能延緩食品氧化、腐敗。抗氧化劑可分為天然抗氧化劑和化學抗氧化劑二種。

天然抗氧化劑

使用目的	延長保存期限、防止蔬菜、水果接觸空氣變色、加強營養價值。
常見種類	L- 抗壞血酸（維生素 C）、生育醇（維生素 E）。
適用食品	果汁、碳酸飲料、沙拉油、奶油。
注意事項	● 維生素 C 為水溶性維生素，一般建議每日攝取量不得超過 2000 毫克（mg）為佳。 ● 維生素 E 為脂溶性維生素，一般建議每日攝取量不超過 1000 毫克（mg）為佳。
危險度檢測	● 維生素 C 過量食用可能腹瀉，但大部分為隨水分排出。 ● 維生素E過量攝取則容易蓄積在體內，輕者即頭暈、嘔吐，重者有容易引發癌症的疑慮。
其他相關規定	無

Antioxidant

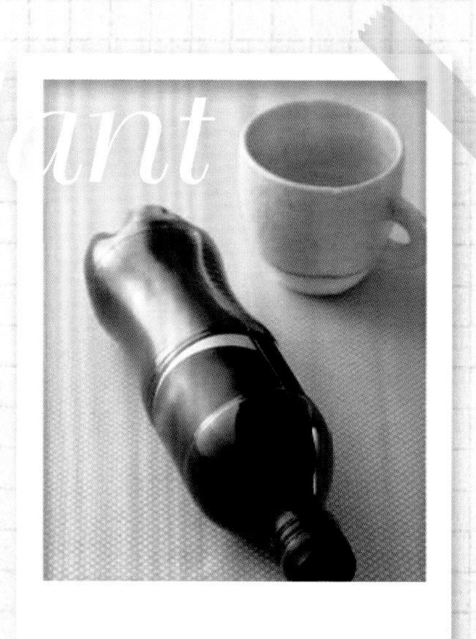

化學抗氧化劑

使用目的	防止油脂氧化酸敗、延緩維生素 A、E、胡蘿蔔素氧化速度、延長保存期限。
常見種類	丁基羥基甲氧苯（BHA）、丁基羥基甲苯（BHT）。
適用食品	冷凍魚貝類及魚貝類乾製品、脫水馬鈴薯片、泡麵、乾燥穀類早餐。
注意事項	目前研究出對動物有致癌性，毒性稍高，但在人體中可由尿液排出。
危險度檢測	● BHA 一般建議每公斤（kg）體重的每日容許攝取量為 0.5 毫克（mg）以下。 ● BHT 一般建議每公斤（kg）體重的每日容許攝取量為 0.125 毫克（mg）以下。
其他相關規定	無

色素 Pigment

食物本身的色澤可增加美觀，也可以促進食慾。市面上許多商品加入色素，除了要美化食品的外觀，吸引消費者購買，同時也是增加商品附加價值的一環。

天然色素

使用目的	增加食品的美觀、天然色素安全性高，不僅可以達到顏色均一性並具有營養價值，還能提高消費者購買意願。
常見種類	銅葉綠素鈉、二氧化鈦。
適用食品	烘焙食品、果醬、果凍、口香糖、沙拉醬、起司、鮮奶油、米苔目。
注意事項	根據世界衛生組織建議，銅葉綠素鈉每日攝取的安全容許量為每人每公斤（Kg）體重的 15 毫克（mg），以一個 60 公斤的人為例，其每日攝取量應小於 900 毫克（mg）。
危險度檢測	● 銅葉綠素鈉在食品加工過程中，最後會產生銅（Cu），因此銅葉綠素鈉的用量規定上便以銅的殘留量作為檢測依據。 ● 二氧化鈦對人體不具毒性，因此台灣、世界衛生組織對二氧化鈦的相關攝取量尚無相關規定。
其他相關規定	無

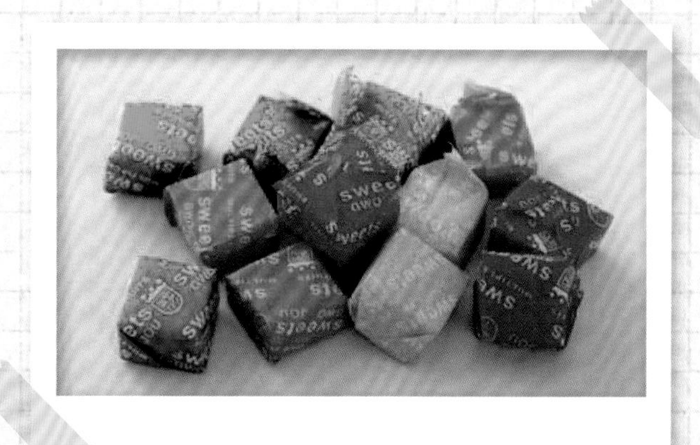

人工合成色素

使用目的	美化食品外觀、刺激視覺感官、提高食慾。
常見種類	紅色六號、綠色三號、藍色二號、黃色四號。
適用食品	果凍、餅乾、果醬、糖果、糕點、果汁、汽水。
注意事項	● 通常人工色素在冰淇淋、糖果的用量為 0.05g ／ Kg。其他各類食品則視情況適量使用。 ● 一般人工合成色素的每日攝取量為每公斤體重 4 ～ 7.5 毫克（mg）左右。
危險度檢測	雖然法規上允許食品適量添加色素，但過量攝取色素會讓體質過敏者引發身體不適，並且可能引發癌症。
其他相關規定	若有添加人工合成色素4號，美國食品藥物管理局（FDA）要求業者必須在食品標示上註明，因會引起過敏反應。

調味劑 Seasoner

調味劑可分為甜味劑、酸味劑、鮮味劑三種，為食品添加物最廣泛使用的一種。

甜味劑

使用目的	增加食品的甜味，可做為糖尿病患和減肥者的甜味劑。
常見種類	D-山梨醇（山梨糖醇）、阿斯巴甜。
適用食品	餅乾、口香糖、糖果、蜜餞、布丁粉。
注意事項	● D- 山梨醇的攝取量為每天 25g 以下。 ● 阿斯巴甜在碳酸飲料的使用量為 0.2 ／ kg 以下。 ● 根據世界衛生組織建議，阿斯巴甜每日允許攝取量為每公斤體重 40 毫克（mg）。
危險度檢測	● 山梨糖醇每日容許量目前並無相關規定，但須注意成人每日攝取 50 公克（g）以上仍能引起腹瀉。 ● 阿斯巴甜是由苯丙胺酸與天門冬胺酸兩種胺基酸組成，而患有「苯酮尿症」的人無法代謝苯丙胺酸，因此不能食用添加有阿斯巴甜的食品。
其他相關規定	無

酸味劑

使用目的	延長食品保存期限，賦與食品酸味及香味。
常見種類	乳酸、蘋果酸、酒石酸、冰醋酸。
適用食品	乳酸飲料、乳酪、清涼飲料、果汁、果醬。
注意事項	乳酸及蘋果酸可依實際需要而適當使用。
危險度檢測	目前尚無研究出乳酸及蘋果酸對人體的危害，因此世界衛生組織及台灣每日安全攝取量尚無相關規定。
其他相關規定	蘋果酸在嬰兒食品中不可使用。

鮮味劑

使用目的	提升食品的鮮味。
常見種類	麩胺酸鈉（L- 麩酸鈉，俗稱味精）。
適用食品	水產煉製品（魚板、餃類、丸類）、肉類加工品。
注意事項	攝取過多的高麩胺酸鈉食物，容易口乾舌燥。因此要適量攝取、適時補足水分；就可降低相關不舒服的症狀發生。
危險度檢測	行政院衛生署規定每人每日攝取的含鈉量為 2.4 公克，而味精含有 12.3%的鈉，食用過量的鈉鹽，容易引發高血壓及心臟病。
其他相關規定	無

黏稠劑

黏稠劑可賦予食品黏稠性質、滑順感，也有乳化、定型的特性，用在冰淇淋可做乳化安定性的安定劑，用在羊羹，可以提高成凝膠性而當成凝膠劑。

天然黏稠劑

使用目的	當還原果汁的增稠劑、提供含油脂食品的乳化穩定劑、使發酵乳質地均勻、提高果醬、辣椒醬、烤肉醬的黏稠性。
常見種類	阿拉伯膠、果膠、關華豆膠、紅藻膠。
適用食品	啤酒、糖果、果醬、果凍、辣椒醬、清涼飲料。
注意事項	以上提到阿拉伯膠等四類可依實際需要，用在各類食品中，並無相關標準限制。
危險度檢測	目前尚無研究出天然黏稠劑對人體的危害，因此世界衛生組織每日安全攝取量尚無相關規定。
其他相關規定	阿拉伯膠及果膠如果每日攝取量超過 50 公克以上，有可能導致腹瀉。

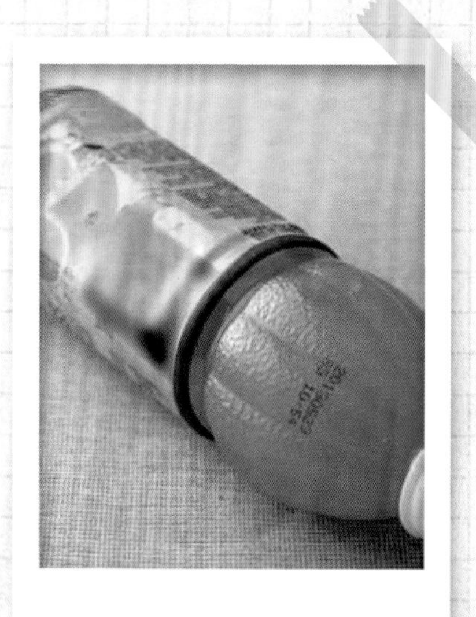

半合成黏稠劑

使用目的	增加果汁黏稠性、增加冰淇淋的安定及口感、增加羊羹黏稠度。
常見種類	羧甲基纖維素鈉、羧甲基纖維素鈣。
適用食品	冰淇淋、果汁、果醬、羊羹、速食湯。
注意事項	用量宜限制於每公斤 20 公克以下。
危險度檢測	目前尚無研究出半合成黏稠劑對人體的危害，因此世界衛生組織每日安全攝取量尚無相關規定。
其他相關規定	無

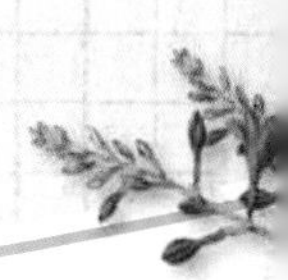

膨脹劑

膨脹劑具有產生氣體的特性，在製作麵包及糕餅時添加膨脹劑，可增進膨鬆效果，並縮短等待發酵的時間。

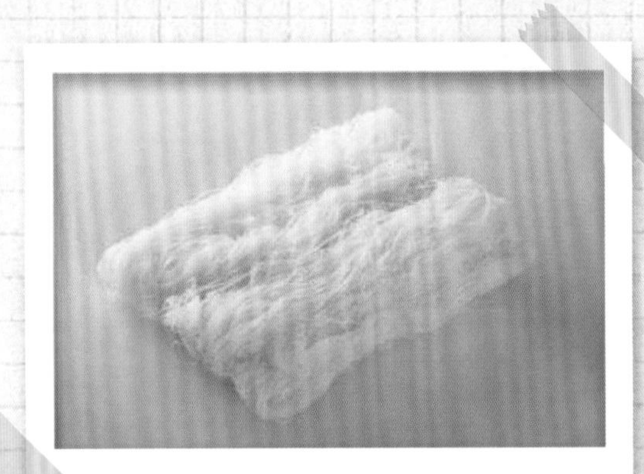

鉀明礬

使用目的	使食品體積增大，使組織鬆軟，易於入口消化。
適用食品	炸蝦片、米果、油條、米粉。
注意事項	各類食品依實際需要適量使用，通常使用的添加量為 1g／kg 以下。
危險度檢測	在適量使用範圍尚對人體無害，目前世界衛生組織、台灣對於鉀明礬的安全容許量尚無相關規定。過量攝取鉀明礬，會導致骨質疏鬆及貧血。
其他相關規定	無

碳酸氫鈉（小蘇打）

使用目的	增加食品的體積，使組織柔軟、容易消化。
適用食品	麵包、餅乾、煎餅。
注意事項	各類食品依實際需要量取用，也就是說 1 公斤的麵粉，添加量為 30 ～ 40 公克。
危險度檢測	在適量使用範圍尚對人體無害，目前台灣世界衛生組織對於碳酸氫鈉的安全容許量尚無相關規定。
其他相關規定	無

碳酸銨、碳酸氫銨

使用目的	增加食品的體積，使組織鬆軟，易於入口消化。
適用食品	烘烤麵包、油條、餅乾類。
注意事項	各類食品依實際需要量取用，也就是說 1 公斤的原料，添加量為 20 ～ 30 公克。
危險度檢測	在適量使用範圍尚對人體無害，目前台灣世界衛生組織對於碳酸銨及碳酸氫的安全容許量尚無相關規定。但食物中如果有聞到氨氣的味道，表示已經過量。
其他相關規定	無

漂白劑 Bleach

漂白劑可以給予食品清潔、衛生的視覺感受，在日常生活中，有白色的製品，像是白色饅頭、包子，多採用亞硫酸鹽漂白，不過保存期限不長。

還原性漂白劑

使用目的	可抑制食品褐變，或其他顏色變化發生，使食品呈現淡色或無色。
常見種類	亞硫酸鉀、亞硫酸鈉、亞硫酸氫鈉等亞硫酸鹽類。
適用食品	除了飲料（果汁除外）及麵粉製品之外，其他皆可使用。
注意事項	此類漂白劑以二氧化硫（SO_2）的殘留量做為檢測依據，每種食品檢測值不同，用量在 0.03g ～ 4g ／ kg 以下。
危險度檢測	在適量使用範圍尚對人體無害，目前台灣世界衛生組織對於鉀明礬的安全容許量尚無相關規定。過量攝取鉀明礬，會導致骨質疏鬆及貧血。
其他相關規定	過敏體質者對二氧化硫的殘留容易有過敏反應，因此美國食品藥物管理局在 1987 年起規定食品中的二氧化硫殘留量大於 10PPm 時，即百萬分之十，就須要特別註明在食品標示上。

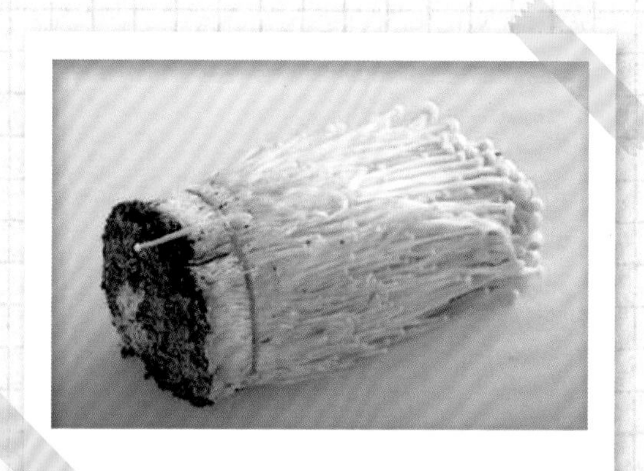

過氧化苯甲醯

使用目的	將食品中的色素氧化褪色為無色物質，效果較還原性漂白劑持久。
常見種類	乾酪、乳清的加工；做為麵粉的品質改良劑。
適用食品	除了飲料（果汁除外）及麵粉製品之外，其他皆可使用。
注意事項	乳清的加工，依實際需要量取用；用於乾酪加工時，用量以牛奶重量計算，添加量為 20mg ／ kg 以下；使用於麵粉中，做為品質改良劑時，添加量為 60mg ／ kg 以下。
危險度檢測	● 每日安全攝取量為每人每公斤 40 毫克（mg），以一個 50 公斤的人為例，其每日攝取量應小於 2 公克（g）。 ● 食入過量會引發腹痛、噁心、嘔吐、流口水及心跳加快等症狀，長期攝食可能導致皮膚過敏。
其他相關規定	歐洲及日本禁止使用在兒童食品，因為使用在麵粉做為品質改良劑時，會還原苯甲酸而殘留在麵條中。

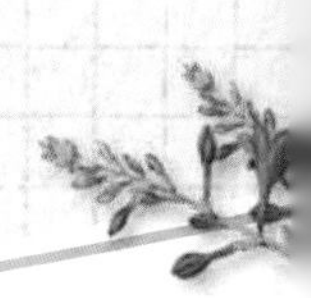

殺菌劑 Disinfectant

殺菌劑可以殺死食品中的微生物，殺菌劑利用其強氧化作用而達到快速殺菌的目的。

還原性漂白劑

使用目的	其殺菌及漂白效果強，常添加於市售可用的飲用水中。
常見種類	氯化石灰、二氧化氯、次氯酸鈉液。
適用食品	飲用水、食品用水。
注意事項	飲用水的水質氯含量必須限制在 0.2 ～ 1PPm 以下。
危險度檢測	飲用水含氯量過高，即大於 1PPm，容易產生氯臭味，過量的氯會有呼吸困難、嘔吐、精神錯亂的情形。
其他相關規定	無

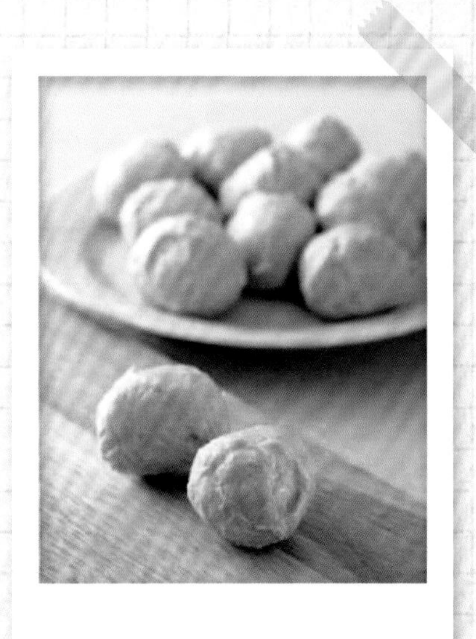

過氧化氫

使用目的	殺菌及漂白。具有強烈氧化還原之作用，會分解水及氧，使用後不殘留。
適用食品	魚肉製品（魚丸、甜不辣）。
注意事項	食品中不得殘留過氧化氫。
危險度檢測	食品中如果殘留 3%濃度的過氧化氫，食用後會有嘔吐、腹瀉、腹脹的現象。
其他相關規定	無

香料 Spice

香料可分為合成香料和天然香料二種，合成香料是模擬天然動物或植物的香氣，用人工合成的製造方式，天然香料則是從天然物中分離出的純品。

合成香料

使用目的	增加食品原有的風味以及香氣。
常見種類	乙酸乙酯，俗稱香蕉油。
適用食品	麵包、飲料。
注意事項	世界衛生組織建議，乙酸乙酯每日安全攝取量為每人每公斤體重的 25 毫克。
危險度檢測	食用過量的乙酸乙酯會造成嘔吐、噁心、頭痛、暈眩、腹痛、腹瀉等症狀。
其他相關規定	無

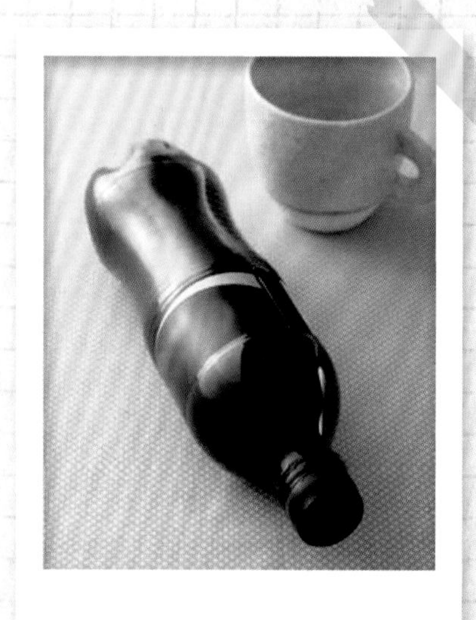

天然香料

使用目的	增加食品原有的香氣並且增進食慾。
常見種類	桂皮醛。
適用食品	餅乾、咖哩粉、可樂。
注意事項	●各類食品中適量使用，清涼飲品為每公斤 10 毫克以下。 ●糖果添加量為每公斤 700 毫克以下。
危險度檢測	目前台灣與世界衛生組織對於桂皮醛的每日攝取量尚無相關規定，一般認為毒性低。但攝取過量會有頭暈眼花、咳嗽、口舌麻木、尿少、排尿困難等症狀。
其他相關規定	無

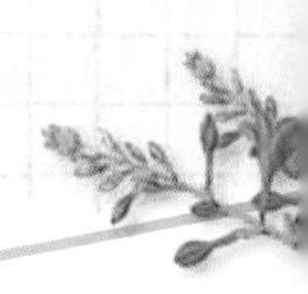

結著劑

在食品加工或製造時，添加魚肉製品及畜肉製品，使得經過塑形的產品增加保水性、黏彈性及混合性，增加肉品的結著性。

磷酸鹽類

使用目的	可以增加食品的膨脹性、保水性及乳化性、調整PH值。
常見種類	磷酸二氫鈉、多磷酸鈉、焦磷酸鈉。
適用食品	魚肉製品（魚丸、甜不辣）、畜肉品（香腸、火腿）。
注意事項	根據世界衛生組織建議，磷酸鹽類每日攝取的安全容許量為每人每公斤（Kg）體重的 70 毫克（mg），以一個 50 公斤的人為例，其每日攝取量應小於 3500 毫克（mg）。
危險度檢測	攝取過量的磷酸鹽會使血液中含磷量過多，阻礙鈣的吸收，影響鈣的平衡。
其他相關規定	無

七種非法食品添加劑大公開

一、硼砂

硼砂添加在食物之中可以添增口感，防止酵素產生的黑變。台灣早年常使用於年糕、油麵、燒餅、油條、魚丸等食品中，以硼砂來增加韌性、脆度以及改善食品保水性的添加物，然而毒性較高，現已遭到禁用。

使用目的	增加食品彈性與脆度，改進食品保水性。減緩蝦類因氧化或酵素作用產生的黑色素。
使用食品	● 米類製品如鹼粽、碗粿、湯圓等；海鮮與魚肉煉製品如蝦仁、魚丸、魚板等；豆類製品如豆乾、豆絲等；麵類製品如油麵、烏龍麵等。 ● 帶殼蝦類。
注意事項	食品中禁止使用硼砂。
危險度檢測	連續攝取會在體內累積，妨礙消化酵素的作用，造成食慾減退、消化不良、抑制營養素吸收，促進脂肪分解，因而體重減輕。其中毒症狀為嘔吐、腹痛、腹瀉、紅疹、循環系統障礙、休克、昏迷等，即所謂「硼酸症」。
其他相關規定	衛生署已公告硼砂的替代品為品質改良劑「三偏磷酸鈉」，可增加食品的彈性與口感，且安全性高。

二、甲醛

甲醛是一種無色易溶的刺激性氣體，可經呼吸道吸收，其水溶液又稱為「福馬林」，可經消化道吸收。多用於工業清潔劑及防腐劑，具有防腐與漂白的功用。然而甲醛對人體健康有不良影響，能擾亂細胞的代謝，對細胞有極大的破壞作用。依食品法規，禁止添加於食品中。

使用目的	添加於食物中，有助於漂白、使蛋白質凝固、及保鮮防腐的作用。
使用食品	豆腐、豆芽菜、腐竹、蘿蔔乾、米粉、粉絲、蘿蔔乾、蝦米等。
注意事項	食品中禁止使用甲醛。
危險度檢測	● 每日容許攝取量為每人每公斤 0.2 毫克（mg），以一個 50 公斤的人為例，其每日攝取量應小於 10 毫克（mg）。 ● 甲醛已經被世界衛生組織確定為致癌和致畸形物質，可導致人類的鼻咽癌、鼻腔癌和鼻竇癌，並有證據證明甲醛可引發白血病。食用過量會造成口、咽、食道、腸的強烈刺激，進入人體的甲醛會凝固蛋白質，損害人的肝腎功能，並可能導致腎衰竭。
其他相關規定	依據中華民國食品衛生管理法的規定，甲醛等有毒物質，不得作為食品添加物或加工上之助劑。

三、螢光增白劑

螢光增白劑的原理，是利用化學物質的螢光反應來改變物質的顏色觀感，使物品看起來潔白鮮豔，一般使用在印染、洗滌、造紙、製造映像管等方面。

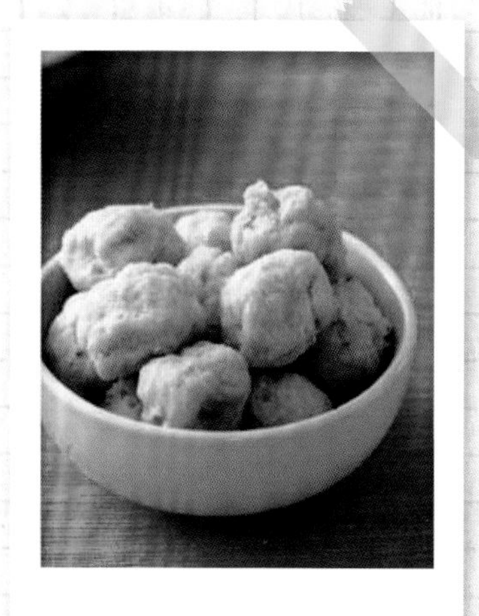

使用目的	使食物增白。
使用食品	吻仔魚、四破魚、魚丸、洋菇、白蘿蔔等白色賣相較好的食物。
注意事項	食品中禁止使用螢光增白劑。
危險度檢測	● 國際間對於螢光增白劑，是否會對於人體產生致癌毒性尚無定論，但對於嬰幼兒、皮膚敏感的人，可能會造成皮膚過敏症狀。 ● 螢光增白劑禁止添加於食品中，無容許攝取量。
其他相關規定	螢光增白劑若使用於食品或食品包裝材料，容易與食品結合而為人體所吸收，因此食品法規中規定，食品本身以及食品容器內部與內容物直接接觸的部分，不得檢出螢光增白劑。

四、非法使用色素

衛生機關核可的人工色素共有八種，包括食用紅色六號、食用紅色七號、食用紅色四十號、食用黃色四號、食用黃色五號、食用綠色三號、食用藍色一號、食用藍色二號等，其餘皆為非法使用的人工色素，以下列出兩種常見非法色素。

鹽基性介黃

使用目的	將食品染黃。
使用食品	糖果、黃蘿蔔、酸菜、油麵等需染黃的加工食品。
注意事項	食品中禁止使用鹽基性介黃。
危險度檢測	● 鹽基性介黃毒性強，攝取後可能造成頭痛、心悸亢奮、意識不明等症狀。 ● 鹽基性介黃禁止添加於食品中，無容許攝取量。
其他相關規定	無

鹽基性桃紅精

使用目的	將食品染紅。
使用食品	用於糖果、蛋糕、紅薑、話梅、肉鬆等需染紅色的食品。
注意事項	食品中禁止使用鹽基性桃紅精。
危險度檢測	● 鹽基性桃紅精毒性極強，急性中毒會造成全身著色；亦會對眼睛、皮膚、呼吸道產生刺激，造成眼睛灼燒、咳嗽、流鼻水、喉嚨灼熱、意識不清等症狀。 ● 鹽基性桃紅精禁止添加於食品中，無容許攝取量。
其他相關規定	可以到電器行購買一百多元的紫外線燈或驗鈔筆。在紫外光的照射下，鹽基性介黃會發出鮮黃螢光，鹽基性桃紅精會發出鮮紅螢光。

五、非法人工甘味劑

甘精是一種人工合成的調味劑，甜度約為蔗糖的二百五十倍。目前世界上大部分國家皆禁止於食品中添加甘精。

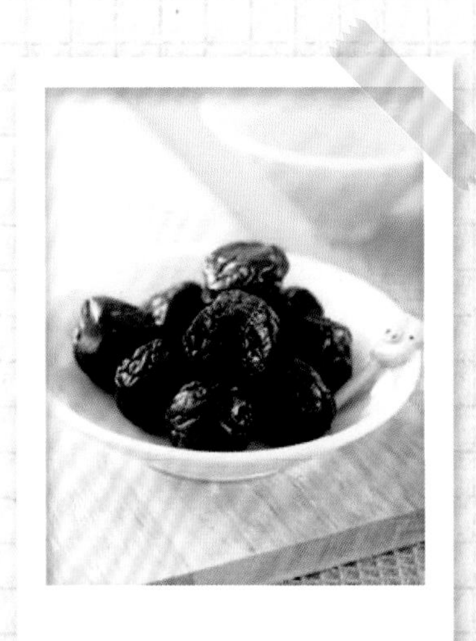

使用目的	添增食品甜味，減少糖的使用。
使用食品	蜜餞類食品。
注意事項	食品中禁止使用甘精。
危險度檢測	● 與酸味食品共同食用，代謝不易，會產生血液毒性，並有誘發腫瘤的危險。 ● 甘精禁止添加於食品中，無容許攝取量。
其他相關規定	依據食品法規，食品添加人工甘味劑，必須標示於包裝上。如包裝上無標示，而食用後感覺過甜或有奇怪的甜味，應立即停止食用。

六、吊白塊

違規使用的漂白劑俗稱「吊白塊」，是以福馬林結合亞硫酸氫鈉，再還原製成。經高溫分解後會產生甲醛及亞硫酸鹽，故具有漂白及防腐功能。

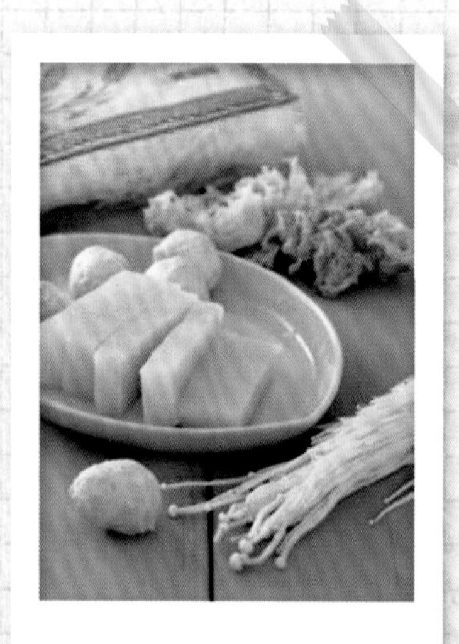

使用目的	用於食物的漂白、保色及防腐。
使用食品	米粉、粉絲、粿仔條、金針菇、瓜子、冬瓜糖、蘿蔔乾、芋頭、蓮藕、牛蒡、洋菇等需增白的食品。
注意事項	食品中禁止添加吊白塊。
危險度檢測	● 食用吊白塊易造成甲醛及亞硫酸鹽中毒。 ● 會刺激呼吸道及眼結膜，損壞人的肝臟、腎臟，並使氣喘、舌水腫及喉痙攣的病人導致死亡。
其他相關規定	在衛生機關的嚴格抽檢下，近年已少有使用吊白塊的案例。平時儘量選購未經漂白的食品，在辨別食品是否含有吊白塊時，可嗅聞其是否有刺鼻味。

七、二氧化硫

　　二氧化硫是常見的硫氧化物，無色，有強烈刺激性氣味，可溶於水中。常被用來生產硫並做為殺蟲劑、殺菌劑、漂白劑和還原劑。

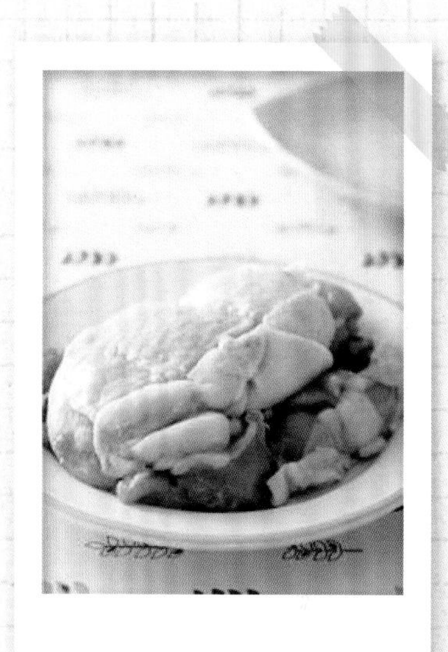

使用目的	防腐、防霉、漂白等。
使用食品	蔬菜、水果、魚蝦類、貝類、肉類、香腸等。
注意事項	食品中禁止添加二氧化硫。
危險度檢測	攝取過量可能造成嘔吐，若是過敏體質者、氣喘患者，容易導致呼吸困難、腹瀉及嘔吐。
其他相關規定	避免選購已削好皮的水果；蔬果上如有藥斑，切勿購買；而魚蝦、貝類、肉類食品等，儘量選購新鮮現貨。

Chapter 4

捍衛健康 加工食物大盤點

隨著科技文明進步，市面上處處可見加工食品，儘管加工食品在日常生活中，提供我們許多便利性，但加工食品也因為在製造過程中，可能添加許多的人工添加物。而這些林林總總的加工食品，若在選購、貯存或食用時方法錯誤，會對身體健康產生不良影響。

本章就列舉許多常見的加工食品，並提供選購要點、注意事項與健康吃法，希望你在選用加工食品時，能吃得更健康、安心。

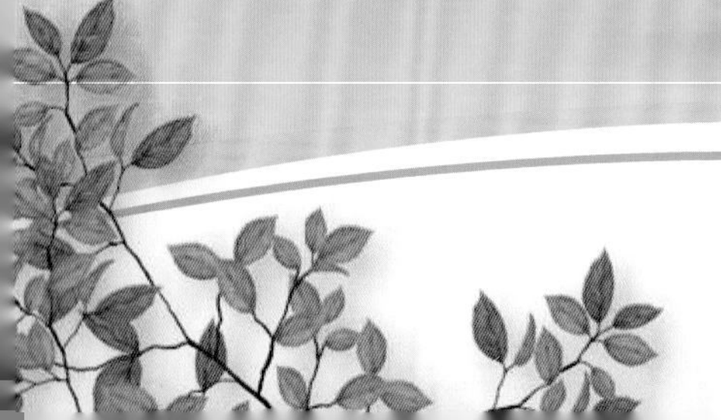

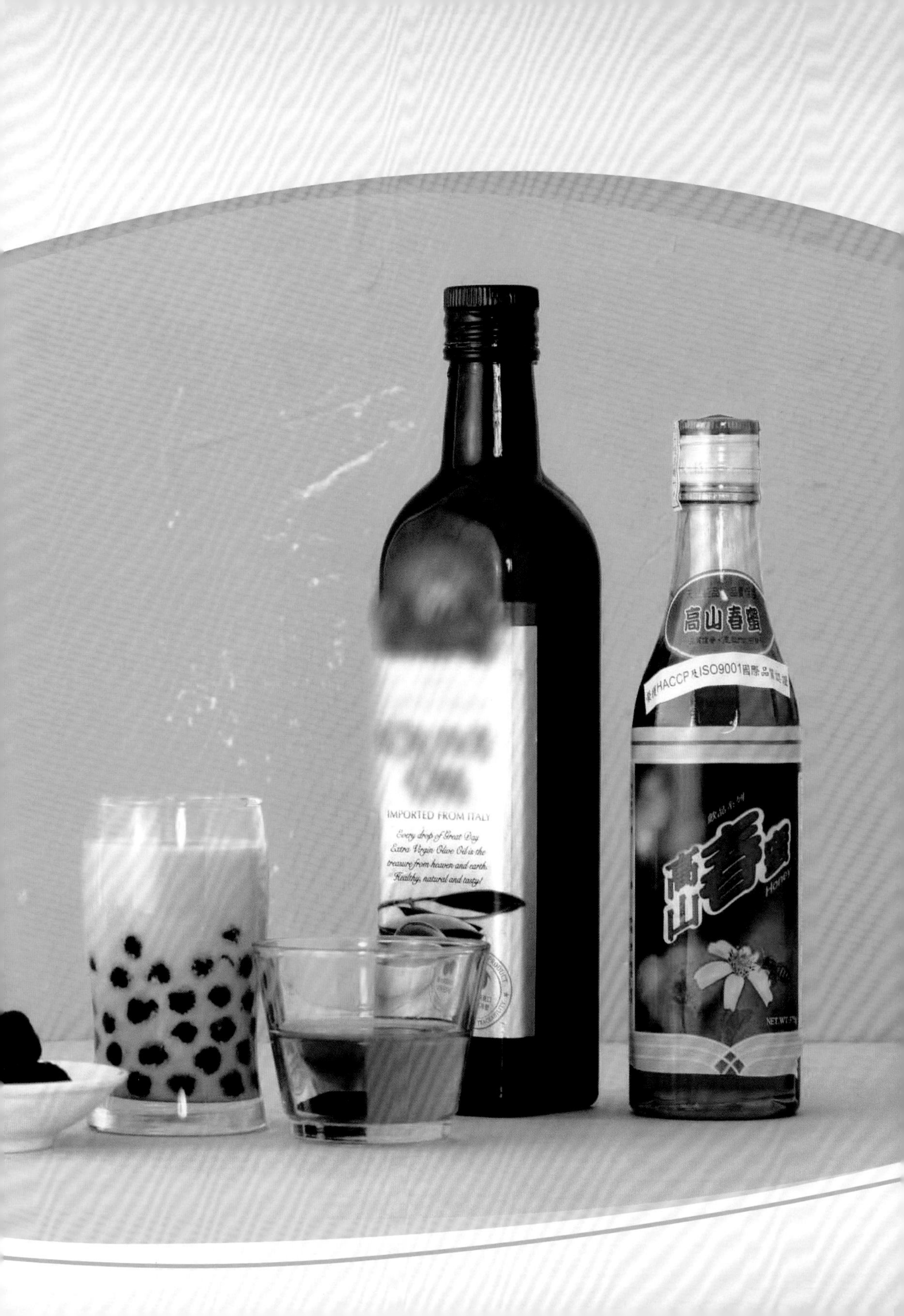
IMPORTED FROM ITALY
Every drop of Great Day
Extra Virgin Olive Oil is the
treasure from heaven and earth.
Healthy, natural and tasty!
高山春蜜
HACCP
ISO9001
高山春蜜
Honey

速食—泡麵

儘管現在大眾已經知道，泡麵是很不健康又沒有營養的食品，但是它還是受到普遍的歡迎。因為它簡單、方便，在颱風天或是外出不方便時，偶爾來上一包泡麵，那特殊的香氣，真的令人非常難以抗拒。

但是，泡麵是除了熱量之外，其他營養素幾乎是零的食物，經研究顯示，泡麵中的調味包須經過高溫滅菌、真空包裝，所以它裡面的肉類本身所含的鐵質和維生素，或是蔬菜所含的維生素A、C，早已蕩然無存。而且泡麵的人工添加物還是很多，如果真要吃泡麵不可，也儘量選擇比較健康的吃法。

泡麵選購要點

1. 儘量不吃碗裝的泡麵，因為碗的材質是聚苯乙烯，為防止加熱後變形，添加了BHT安定劑，但在沖泡過程中遇到高溫，這些物質就會溶解出來，對人體會產生傷害。
2. 必須注意「植物性蛋白」的標示，雖然植物性蛋白不屬於食品添加物，但須注意在製造植物蛋白時會經常使用到磷酸鹽，體內累積過多磷酸鹽會造成骨病變。
3. 在選擇泡麵時，應儘量避免選擇含有「焦糖色素」、「甘味料」、「鹼水」的產品，而以下的泡麵添加物是比較可以安心使用的，是根據實驗證明對人體沒有危害的，像是乳化劑、酸味料、天然抗氧化劑（維生素E）、碳酸鈣等。

Instant noodles

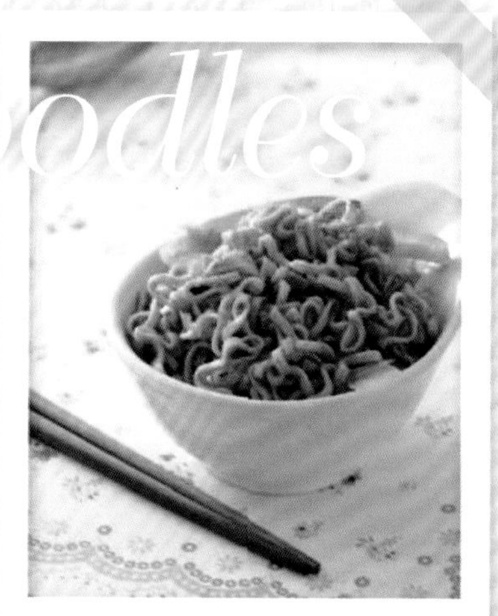

食用泡麵注意事項

為了保存方便，泡麵都經過油炸，而且油中往往添加了BHT（防止食物酸化的安定劑），BHT 本身即是一種致癌物質。同時，泡麵中的調味包都含有抗氧化劑，吃多了對人體肝臟會造成影響。此外，它的鹽（鈉）含量很高，容易引起高血壓、加重心臟與腎臟的負擔。

泡麵的健康吃法

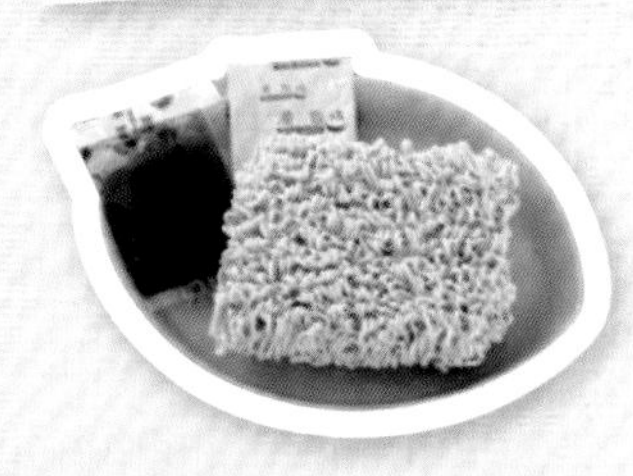

➡ 泡麵的調味包最好都只放半包，裡面的有放油的那一包儘量不要放。

➡ 泡麵建議還是少吃為宜，泡麵的麵體的澱粉因油炸後變質降解，容易吸水且有油炸的香氣，吃多了對身體無益。如果實在忍不住想吃的話，建議一個月不要超過一包。

➡ 烹調時建議加點蛋花、青菜，可以補充一些蛋白質和纖維素。日本人有一種吃法就是在泡麵裡加海苔、大蒜、叉燒肉，海苔有助於添加物的排出，而肉片的維生素 B1 可分解泡麵所含的澱粉物預防肥胖，大蒜的硫化丙烯則能增強維生素 B1 的活性。

醃製肉品—火腿 *Ham*

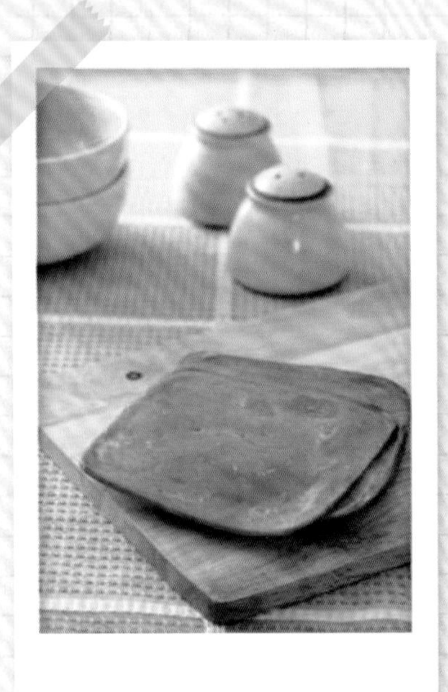

火腿是經過鹽漬、煙燻後，經過醃製、乾燥處理的豬後腿，是非常普遍的加工食品。蛋炒飯、漢堡、三明治，加了火腿，美味又增色。

火腿雖然美味，可能隱藏的健康危機也不容忽視，首先我們可以先了解火腿比較詳細的加工過程，它是先將肉鹽漬、碾碎，並加入調味料，再充填入不鏽鋼模，壓緊後煙燻，並蒸煮、冷藏。

了解火腿的製作過程，我們就可以知道火腿為了保持美味美觀，必須加人工添加物，而煙燻的過程，也很可能產生自由基及多環芳香族碳氫化合物的致癌物質，也不宜食用太多。

火腿選購要點

1. 選擇中文標示清楚，並有信譽的廠商、完整包裝的製品，不宜選擇散裝醃製品。

2. 選擇肉質彈性好，顏色自然鮮紅或暗紅為佳，顏色太鮮紅可能加了色素或保色劑。

3. 選擇真空保裝，並且是經由GMP、CAS優良食品廠商製造的產品。

食用火腿注意事項

火腿在加工的過程會添加鈉，有水腫、高血壓、心臟病、腎臟病患者，應避免食用，以免加重病情。

火腿的健康吃法

- 可以搭配含有維生素 C 的食材，例如多吃一點蔬菜、水果，或是喝綠茶、檸檬汁等，可防止火腿中的亞硝酸鹽與肉類蛋白質中的分解物結合，降低致癌的機率。
- 為避免吃進太多食品添加物，可以在食用前，放入沸水中汆燙 1 ～ 3 分鐘，溶出有毒物質。
- 火腿可與葵花油一起烹煮，火腿中的維生素 B 與葵花油裡的維生素 E 結合，可以預防動脈硬化。

醃製肉品──香腸

相信，你也有過這樣的經驗，走過夜市或觀光景點，忍不住被烤香腸的香味吸引，就不由自主進去點了一支烤香腸。尤其，現代社會很多商販為了吸引買氣，除了大蒜口味，還添加了各種紅麴、哇沙米、蜂蜜……的口味。香腸的滋味萬千，令人難以抗拒。但為了健康著想，建議特別愛吃香腸的人，還是要忌口。

因為，香腸在製作過程中，必須要煙燻與風乾，和火腿一樣，可能因為煙燻的過程，產生自由基及多環芳香族碳氫化合物的致癌物質。

現今食品科技進步，香腸美味與外觀也升級，更是受到大眾青睞。

香腸的健康吃法

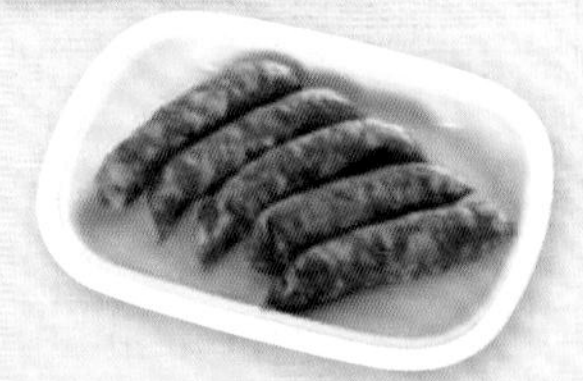

- 香腸用油煎、炸及燒烤的方式雖然吃起來很香，但卻容易產生更多的亞硝酸鹽，容易形成致癌物，倒不如用水煮的方式，可以將部分的亞硝酸鹽溶解到水中。
- 吃香腸不建議喝養樂多、優酪乳，因為亞硝酸鹽會與乳酸飲料混合而產生致癌物。
- 吃香腸建議搭配大蒜、綠茶或含有維生素 C 的鮮果汁，可以減少亞硝酸胺合成的機會。

Sausage

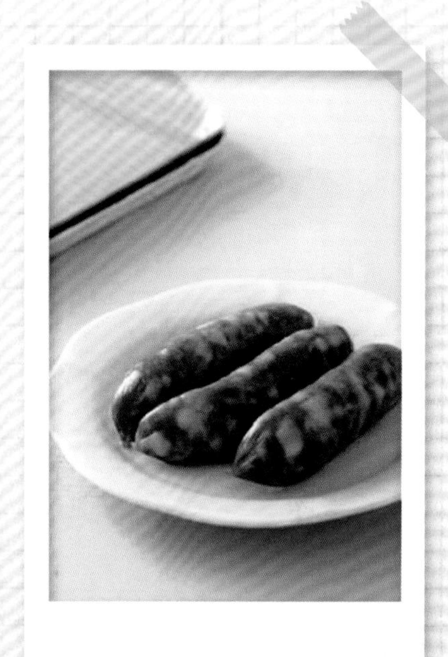

只不過，很多廠商為了讓香腸的賣相更好，外觀更誘人，常常會添加保色劑或色素，這使健康多了 一層隱憂，特別喜歡吃香腸的人還是小心選購。

香腸選購要點

1. 選擇香腸，不宜選擇顏色太鮮紅的，很有可能添加過量的亞硝酸鹽與色素。
2. 選擇真空包裝，而且有信譽的廠商，購買場地最好有冷藏的為佳。

食用香腸注意事項

香腸是屬於高熱量、高脂肪、高膽固醇的食品，身材肥胖者或有三高（高血壓、高血脂、高膽固醇）的人應儘量少吃。此外，在製作過程中，會添加鹽、亞硝酸鹽，吃多了也容易造成腎臟負擔。

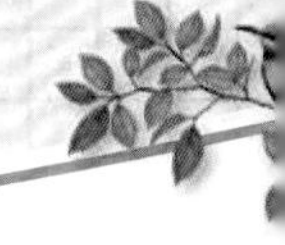

罐頭食品—魚罐頭

社會步調快速，魚罐頭實是懶人最佳方便食品，無論是颱風天，懶得下廚、不想外出用餐，只要開魚罐頭配飯、下麵，一餐很快就解決了。

當然，很多懶人並不是天生的，可能是因為工作忙碌或是生活壓力大造成在用餐上不想花腦筋。而且，無論是早餐鮪魚夾土司，還是鯖魚煮米粉，魚罐頭真是美味的好幫手。

但是，相信大家都明白，魚罐頭並不是很健康的食品。魚罐頭的鈉含量通常過高，而且使用的魚類若來自污染的海域中，容易殘留重金屬。而且，在存放的過程中，容易因罐頭內壁的錫溶出而造成污染。

魚罐頭的健康吃法

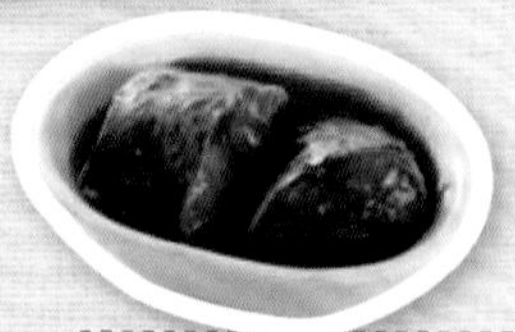

- 大部分的魚罐頭含鈉量都過高，平時儘量少吃，若真要吃，也一次不要超過半罐為宜。
- 魚罐頭裡的維生素和纖維質普遍不足，建議可以搭配不同顏色的蔬菜，像是鰻魚罐頭加白飯，旁邊可加點玉米粒、紅蘿蔔、綠色蔬菜。
- 也可以用魚罐頭煮麵或米粉，可放點香菇、高麗菜或豆苗，魚罐頭應酌量使用，不要加太多。

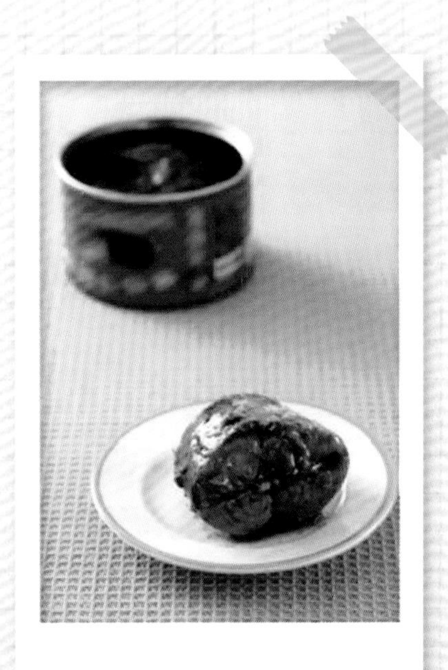

魚罐頭選購要點

1. 選擇外觀包裝整潔乾淨，封口緊密，無生鏽、刮痕的產品。
2. 選擇GMP或CAS認證標章的罐頭食品。

食用魚罐頭注意事項

很多人都以為魚罐頭一定會加防腐劑，其實，未經衛生主管機關核准，魚罐頭是禁止加防腐劑的，只有不肖業者才會偷偷在罐頭裡加防腐劑。但是，魚罐頭通常會加高量的鈉鹽，所以，有三高或是患有心臟病、腎臟病的人，須謹慎食用，避免鈉鹽含量過高。

Canned fish

醃製食品—醬菜

醃製食品是添加食鹽、砂糖等其他有特殊風味的調味料所製成的食品，醃製可延長食品的保存期限，所以含鈉量通常偏高，有些業者還會添加保色劑和防腐劑等。

生鮮蔬菜因為水分高，不容易保存，容易腐爛。所以為了保存方便，便添加了13～15%的食鹽製作成醬菜。醬菜種類繁多，也有用糖、蝦油、醬油、豆腐乳、辣油等醃製而成。

現代食品科技的演進，醬菜已經不是以前窮苦人家的桌上食。無論是超市、大賣場、便利商店，你可以看見醬菜的顏色與口味真是五花八門。而且很多醬菜標榜用語可能是「鮮、甜、脆」，無論配上白稀飯、下麵，真是令人回味無窮。

但是，醬菜雖然方便、可口，含鈉量卻過高，或是添加許多人工添加劑，對健康是不利的，如果真要吃醬菜，也要少吃，或是自製。

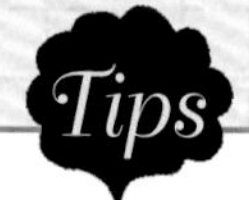

超簡單醬瓜DIY

材料

小黃瓜 5 條

調味料

醬油 2 大匙、砂糖 2 大匙、話梅 4 顆、醋少許

做法

1. 將小黃瓜加入冷水中煮滾，再放入冰水中泡至冷卻。
2. 小黃瓜取出切片加入全部調味料，醃 20 分鐘即可。

醬菜的健康吃法

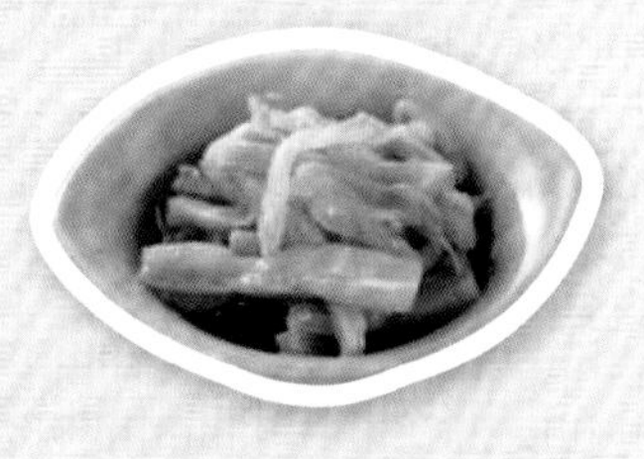

- 醬菜一開封就要盡快食用完畢，吃不完要放進冷藏以防細菌孳生。
- 如果是罐裝醬菜沒有一次吃完，要用乾筷子夾出，防止微生物污染而變質。
- 如果真的喜歡吃醬菜，不妨自製，可以利用鹽或糖醃製，不添加任何防腐劑，自製醬菜簡單不麻煩，懶人很快也能上手。

醬菜選購要點

1. 儘量選擇有信譽的廠牌，並注意成分上的標示，儘量選擇成分單純，不要有太多人工添加劑的醬菜。
2. 如果去餐廳外食，也可以買餐廳自製的醬菜，但最好買那種每天現製的小菜，像是泡菜、醃大頭菜、醃小黃瓜。
3. 購買罐裝醬菜，儘量選擇GMP或CAS認證標章的罐頭食品。

食用醬菜注意事項

市售的醬菜為了延長保存期限，通常會添加苯甲酸或己二烯酸等防腐劑，甚至為了外觀可能會添加色素等。如果攝入過量防腐劑，會增加肝臟與腎臟的負擔，引起肝腎方面的疾病，食入過量的色素也會導致肝、腎損傷，容易引發過敏症狀。

醃製食品—蜜餞

蜜餞是台灣人非常喜歡的零食，是用桃子、棗子、李子、鳳梨、洛神花、冬瓜等果仁與蔬菜為原料，用糖與蜂蜜醃製，加工製成的食品。

蜜餞是將蔬菜與水果加入高糖分中熬煮，因為高糖分，相對熱量也高，很多廠商為了圖方便，希望蜜餞保存期限較長，會加入苯甲酸鈉與己二烯酸鈉等防腐劑，或是為了增加色澤、抑制微生物生長加入過量漂白劑與色素。

蜜餞選購要點

1. 選擇包裝完整，最好為真空包裝的食品，不要選散裝、成分標示不清的食品。
2. 選擇有信譽的廠牌，中文成分標示清楚的食品。
3. 選擇GMP或CAS認證標章的產品。

蜜餞的健康吃法

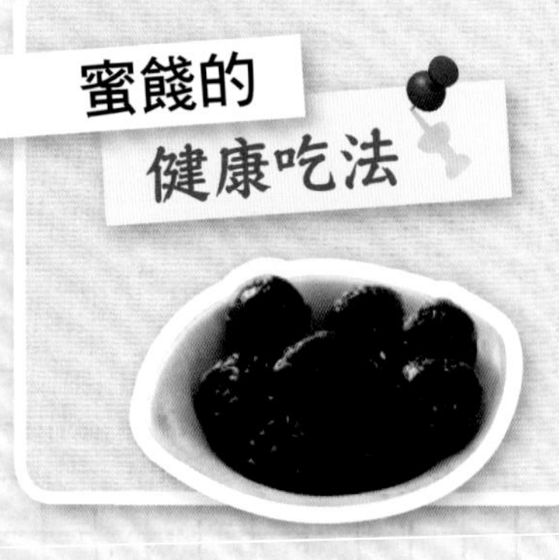

- 市售蜜餞大多含人工添加物，平時應儘量避免食用或少吃。
- 打開的蜜餞若是有霉味或刺鼻的化學物的味道，建議不要食用。
- 如果真的很喜歡吃蜜餞，建議可以自己釀製，會比較健康。

食用蜜餞注意事項

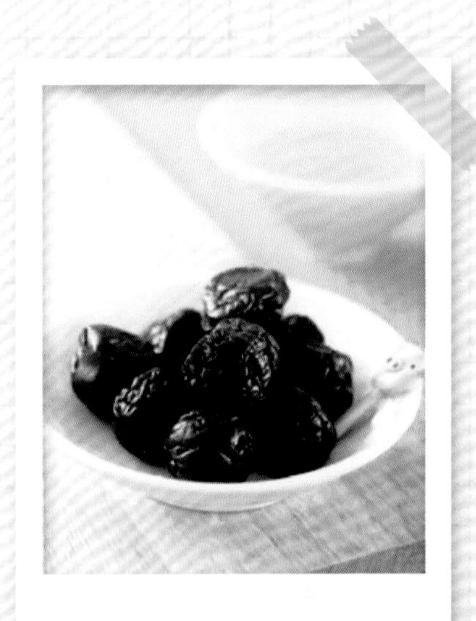

有些蜜餞因為要降低熱量、迎合消費者需求，會使用阿斯巴甜來取代砂糖，如果是苯酮尿眾患者不能食用，因為苯酮尿症患者不能代謝阿斯巴甜。也有些廠商會使用非法人工甘味料甘精，長期食用有致癌的可能。

有時蜜餞會加入亞硫酸鹽當漂白劑，在加工的過程會加入二氧化硫，過量的二氧化硫可能會造成嘔吐、腹瀉、氣喘的症狀。

Tips

超簡單脆梅 DIY

材料

梅子 1 公斤

調味料

鹽 100 公克
砂糖 600 公克

做法

1. 青梅加鹽泡 24 小時，取出瀝乾後，稍微拍裂。
2. 取一大鍋水，將青梅浸泡 2 天後取出。
3. 以 1：3 的方式，即用 600 公克的砂糖與 1800 公克的水煮成糖水，放涼。
4. 做法 3 放入梅子，泡糖水約 3 天後，放入冰箱冷藏，即可隨時食用。

食用油—橄欖油

食用油的範圍很廣泛，包含動物油與植物油，在室溫下呈固態或液態。目前在台灣可見的食用油大部分以植物油為主，包括沙拉油、葵花籽油、橄欖油、大豆油、芝麻油、葡萄籽油、棕櫚油等。動物油則包括豬油、牛油、雞油、魚油等。本書特選兩種常見油脂舉例：

1. 橄欖油是一種常用的食用油，95%的橄欖油都來自於地中海。橄欖油除了能讓食物更加美味，也能改善健康、潤澤皮膚，所以，被譽為「地中海的液體黃金」。
2. 橄欖油可分成四個等級，特級初榨橄欖油、純淨橄欖油、清淡橄欖油、混合橄欖油，特級初榨橄欖油其單元不飽和脂肪酸可高達80%，可以促進人體血液循環，所以算是最上等的橄欖油，其他依次序遞減。

橄欖油選購要點

1. 建議挑選透明容器的油品，並且看清楚顏色以深綠色為佳。
2. 選擇包裝完整，無破損、無漏液的食用油，並看清標示日期無過期者。
3. 選擇中文標示清楚，有GMP優良廠商製造的油品。
4. 選擇有初榨橄欖油（Extra Virgin）標示，這是最上等的橄欖油，一般稱為「冷壓初榨橄欖油」，因為它是在室溫下榨取出來的，而且所含的游離酸極低。

橄欖油的健康吃法

➡ 如果用冷壓初榨橄欖油可以直接做沙拉或沾麵包來吃，可以直接攝取到橄欖油天然的營養素 A、D、E、K 及不飽和脂肪酸。

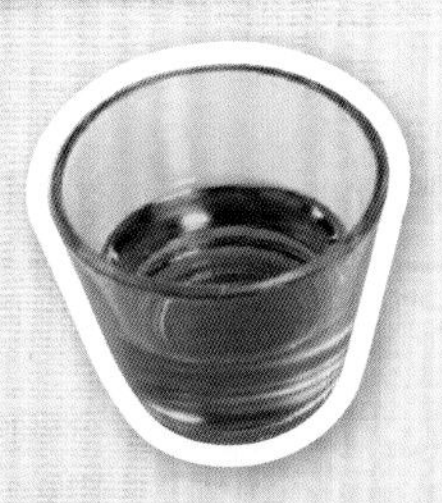

➡ 如果有便秘症狀的人，可以在每天早上先空腹喝二匙橄欖油。

➡ 橄欖油是做冷醬和熱醬的最好油脂，不但可以調出食物的味道，還可以保護醬料的色澤。

➡ 在白飯中倒入一小滴的橄欖油，可使米飯更香 Q，粒粒飽滿。

5. 不要選擇價位太低，無歐洲原廠或英文標示的橄欖油。

食用橄欖油注意事項

橄欖油含大量的不飽和脂肪酸，既能減少低密度脂蛋白（LDL），又不影響有益的高密度脂蛋白（HDL），因為低密度脂蛋白難以從體內排出，因而會阻塞血管動脈，增加心臟病發作的機率。

所以，多吃橄欖油可預防心血管疾病，但由於橄欖油含大量的不飽和脂肪酸，化學性質不穩定，不適合高溫油炸，此時，油脂開始劣變，產生油炸風險。

食用油─沙拉油

沙拉油為經過精製、冬化、脫膠、脫臭的植物油，適合用來製作沙拉的油皆稱沙拉油。而台灣以黃豆沙拉油最為普遍，因此沙拉油就成為精製黃豆沙拉油的通稱。

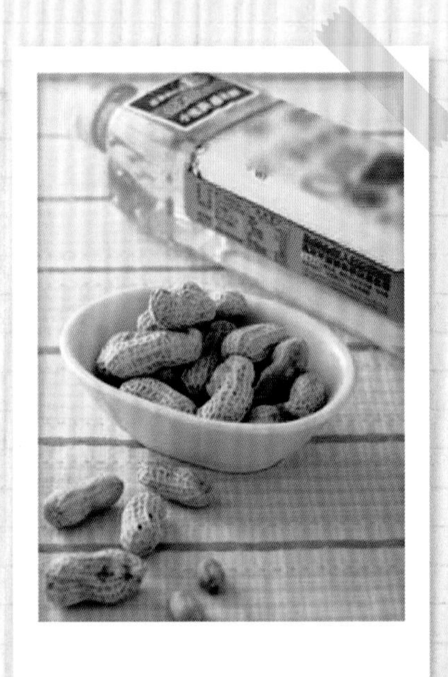

大豆油含有豐富的必需脂肪酸，即多元不飽和脂肪酸，因為人體無法自行合成而必需來自食物，所以，被稱為必需脂肪酸，如果人體缺乏必需脂肪酸，就會容易疲倦、免疫力降低、腰痠背痛、健忘。

大豆油也含卵磷脂、維生素A、D、E，能維持人體健康的機能，亦是產量豐富而且價廉物美的食品。

沙拉油選購要點

1. 建議挑選玻璃瓶的容器，無論是塑膠或金屬類的容器，都容易加速油脂酸敗。
2. 選擇包裝完整，最好外觀可以看出無沉澱物或懸浮物。

Salad oil

3. 選擇有正字標記，或GMP優良廠商製造的油品。
4. 注意保存期限，以最近生產的為佳，不要買散裝或來源不明的油。

食用沙拉油注意事項

大豆油含有油酸、亞油酸、亞麻酸、維生素 E，對健康非常有助益，但因為它的發煙點不高，所謂發煙點（即是油加熱時，開始冒煙的溫度），這時油品會開始劣變和氧化，對人體的健康會產生不良影響，所以，不適合油炸。

沙拉油一旦劣變，會產生許多對健康有害的分解物和聚合物，除了過度油炸之外，或是放在高溫有水氣的地方都容易促使沙拉油氧化。若沙拉油的瓶蓋沒蓋緊也會因與空氣接觸過多而產生劣化。所以，沙拉油開封後，應當鎖緊瓶蓋，在陰涼處貯藏。

沙拉油的健康吃法

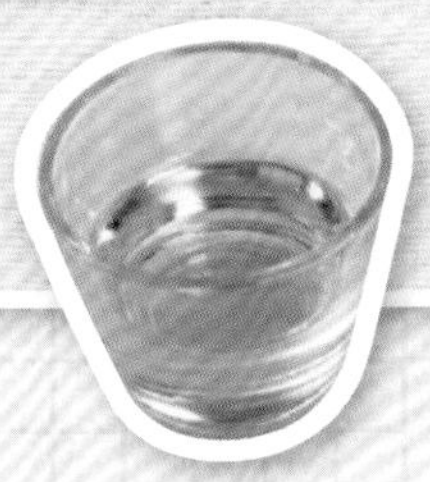

- 沙拉油的冒煙點較低，適合涼拌、水炒、中火炒。
- 沙拉油可以和含有脂溶性維生素的食物一起攝取，如含有胡蘿蔔素的紅椒、胡蘿蔔以及含有大量維生素A的鮪魚、雞蛋等食材一起攝取。

冷凍食品—魚漿製品

冷凍食品，是一種很常見的食物保存法，可以阻礙微生物生長，以大幅延長食品之最佳食用日期，通常是將新鮮的產品，經過加工處理後，再急速冷凍、密封在攝氏零下 18℃的低溫下，才能有效的維持食品的品質。

魚漿製品又稱為魚肉煉製品，乃是由高級凝膠魚種的魚肉，經過去頭部、內臟、去鱗片所得的粗魚肉，經由擠壓、脱水、切細等過程再進行第二次加工，其運用的範圍相當廣，像是魚丸、魚餃、花枝餃等。

就營養美味來説，魚漿食品沒有魚刺、無腥味，又有融和魚肉的精華，有高蛋白、低脂肪的優點。但因為現今環境污染很嚴重，如果魚體類殘留抗生素、戴奧辛、重金屬，魚漿製品連帶也會受到污染。

魚漿製品為了方便保存，所以在加工的過程中，也會添加許多添加物。

魚漿製品選購要點

1. 選擇冷凍販售的真空包裝，包裝完整而無破損的商品。
2. 選擇顏色自然的魚漿製品，不要購買顏色太鮮豔或太白者。

Fish batter

3. 選擇有GMP、CAS優良食品認證廠商的產品，或是信譽良好的廠商。

食用魚漿製品注意事項

如果吃進重金屬或戴奧辛污染的魚肉原料所製成的食品，可能會引起中毒的現象。此外，為了延長魚漿製品的保存期限，長期攝取可能會有過敏或肝腎損傷的現象；為了讓魚丸更有彈性，會加入非法硼砂，硼砂大量食用時會有腹瀉、嘔吐、休克等危險；為了保持魚漿製品的外觀潔白，會加入亞硫酸鹽與雙氧水進行漂白，會有噁心、腹瀉以及腸胃炎的症狀。

魚漿製品 健康吃法

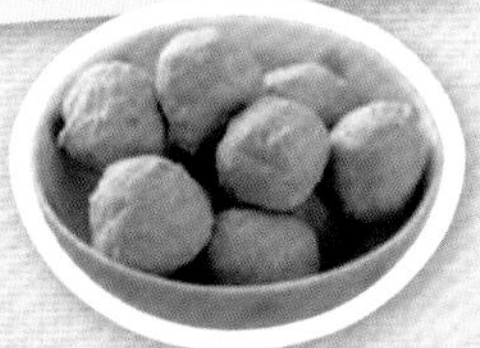

- 建議買回來的魚漿製品，可先用水浸泡 30 分鐘，有助於人工添加物的溶出。
- 建議在烹煮魚漿製品前，先加入熱水汆燙 3 ～ 5 分鐘，將汆燙過的沸水倒掉，有助於防腐劑、漂白劑的溶出。
- 可以將魚丸、魚板等魚漿製品儘量切薄片，這樣受熱面積大，有助於有毒物溶出。

冷凍食品—豬肉漿製品

豬肉漿製品是餐桌上常見的加工食品，主要是豬肉打成漿之後再調味，再加工成為貢丸、肉羹等製品。豬肉漿的製品主原料是豬肉，因此豬肉的健康與否或是受污染的程度會影響食品的安全性。

很多不肖廠商為了增加食品的彈性與Q脆度，會加入非法硼砂，或是使用防腐劑延長保存期限。

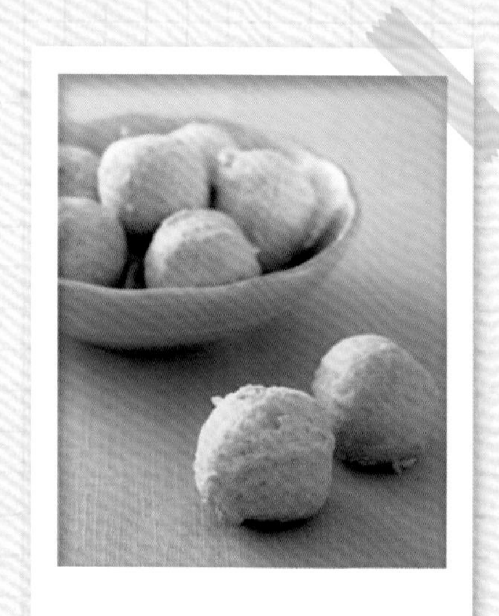

豬肉漿製品選購要點

1. 選擇冷凍販售的真空包裝，不買散裝無食品標示的產品。
2. 可選擇手工製貢丸或肉羹，以不加人工添加物為佳。
3. 選擇有GMP、CAS優良食品廠商製造的產品，或是信譽良好的廠商。

食用豬肉漿製品注意事項

如果豬肉在飼養過程中受到人為污染，或是有抗生素、戴奧辛殘留在豬肉內，許多廠商為了牟利，讓產品增加彈性與口感，通常會加入硼砂，硼砂食用過量會引起腹瀉、嘔吐、昏迷等中毒症狀。

為了延長豬肉漿製品的保存期限，有時會加入防腐劑，食用過量可能會引起過敏、氣喘，並且破壞肝、腎系統等。

Pork batter

豬肉漿製品 健康吃法

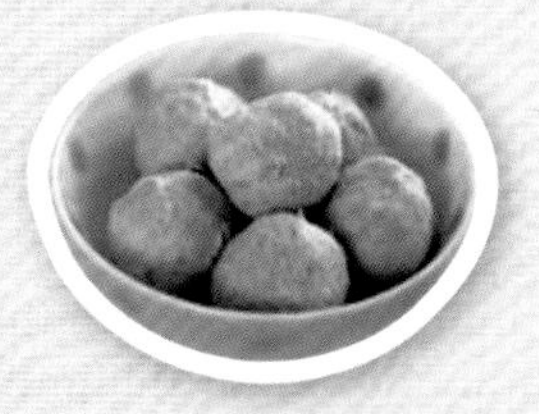

- 建議買回來的豬肉漿製品，可先用水浸泡 30 分鐘，有助於人工添加物的溶出。
- 建議在烹煮豬肉漿製品前，先加入熱水汆燙 3 ～ 5 分鐘，將汆燙過的沸水倒掉，有助於防腐劑、漂白劑的溶出。
- 如果無法確保食品的安全，最好在烹煮時不加蓋，可以有助於有毒物質的溶出，並且少喝湯。

豆、蛋類加工品—豆乾

黃豆加工製品有豆腐、豆乾、豆花、豆漿等……，種類繁多，基本上黃豆是很健康的食物，含有蛋白質、鈣、磷、鐵及卵磷脂、異黃酮等，但是經過加工後，加了人工添加物後就沒那麼天然了。

而蛋類製品也跟黃豆一樣，基本上蛋本身有很豐富的蛋白質和維生素 A、B、D、E，但加工後的蛋製品是否還保存原有的營養素呢？以下各列舉一種豆類及蛋類加工製品舉例。

豆乾以豆類為主要原料，經由滷過，烘乾，快炒等程序加工而成的豆製品。豆乾是一般家庭常見的物美價廉的桌上菜餚，無論是涼拌、炒、滷、烤，都是風味俱佳的食材。

豆乾是油豆類製成，所以含有豐富的植物性蛋白質、維生素、鈣、磷、鐵等。但是很多廠商在製造大量的豆乾時，會為了降低成本，而加入許多人工添加劑，例如防腐劑、色素等。

豆乾製品選購要點

1. 選擇包裝完整、無破損的產品，以真空包裝為佳。
2. 注意成分上的標示，選擇越少添加物的越好，標示日期以近期為佳。
3. 儘量不選擇五顏六色的豆乾製品，避免吃進太多色素。

4. 選擇有GMP認證的優良食品，或是信譽良好的廠商。
5. 儘量選擇用天然醬汁製作的手工豆乾。

食用豆乾製品注意事項

因為豆乾含水性高，以天然調味料鹽、糖、香辛料滷製的豆乾，容易變酸、腐敗，所以廠商通常會加入己二烯酸、苯甲酸等防腐劑，如果長期攝入，容易造成肝臟及腎臟負擔，也容易引發過敏。

廠商為了提升豆乾的色澤，也可能加入色素，色素過多會影響孩童發育問題，更可能引發癌症，而豆乾製品添加過量的味精（麩胺酸鈉）、醬油，也會導致鈉含量過高。

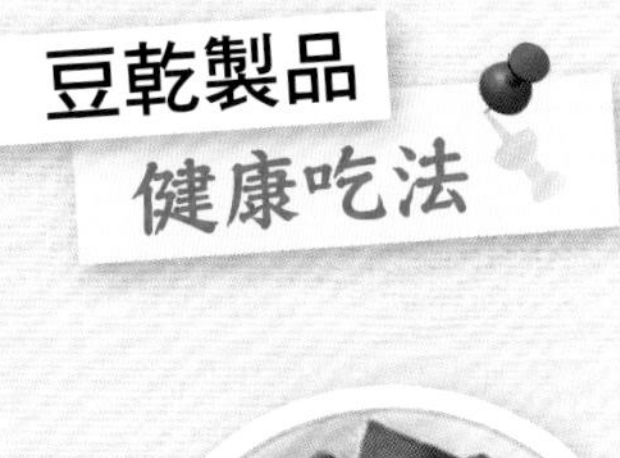

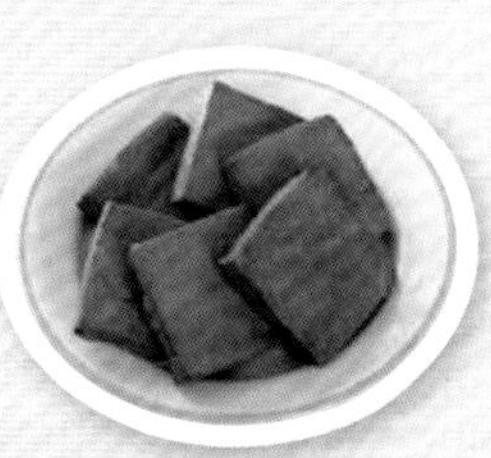

- 買回來的豆乾，可浸泡在水裡 30 分鐘，或是在沸水中汆燙 3 分鐘，有助於人工添加劑溶出。
- 豆乾含有植物性蛋白質，和含有動物性蛋白質的牛肉、豬肉、雞肉、蛋一起食用，可讓營養加倍。
- 豆乾含有豐富鈣質，食用時避免和含咖啡因及碳酸飲料一起食用，以免降低鈣的吸收。

豆、蛋類加工品—皮蛋

皮蛋，又稱松花蛋，一般會以鴨蛋為主要原料，並塗敷強鹼溶液進行醃製。在醃製過程中，皮蛋由靠近蛋殼的部分慢慢由外往內凝固。許多廠商為了提高皮蛋凝膠的穩定性，還會加入氧化鉛。

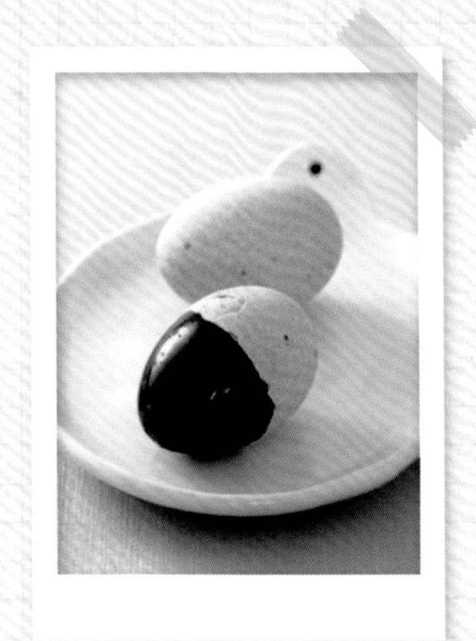

皮蛋的含鐵量高，可以幫助人體預防貧血，而且其維生素 E 含量不亞於雞蛋，並富含維生素 B 群，不過幾乎沒有什麼維生素 C。

皮蛋是鹼性食品，有促進食慾、改善消化不良的作用。

皮蛋選購要點

1. 選擇外觀無裂縫破損，搖動無水聲者。
2. 選擇蛋殼表面無斑點者，如蛋殼表面斑點太多，或剝殼後有黑點，表示重金屬含量較高，不宜選用。
3. 選擇CAS優良皮蛋認證標示者。

食用皮蛋注意事項

皮蛋為了增加凝結的穩定性，通常會加入氧化鉛，過量的氧化鉛，會造成慢性鉛中毒，會降低免疫力，引起貧血，阻礙兒童的發育成長。

有些業者為了促進蛋殼凝固和漂白可能添加雙氧水，雙氧水食用過量會造成噁心、嘔吐、腹瀉等現象。

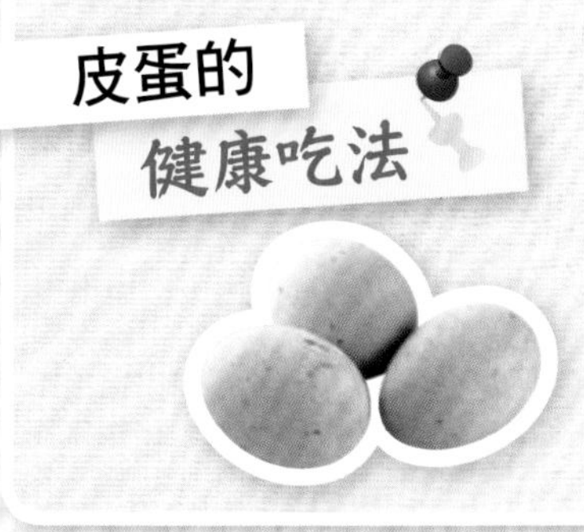

➡ 買皮蛋剝去蛋殼，加點醬油、麻油、蔥花，和豆腐一起涼拌，不只是常見的物美價廉的美味食材，也是促進鐵、鈣吸收的好搭配。

➡ 皮蛋維生素 C 含量低，建議在煮皮蛋瘦肉粥時，可加點高麗菜或青江菜、豆苗等，補充一些維生素 C。

Preserved egg

乾貨製品—乾香菇

乾貨是指將食品乾燥處理之後，藉以改變外觀、口感、可食性，並且延長食品的保存期限，但仍有不肖業者，為了降低成本，提高食品的附加價值而使用人工添加物，以下就列舉二種常見乾貨食品。

市售乾香菇大多都是由機器乾燥而成，台灣香菇因為生產技術好，大多不使用農藥，但是生產成本高，所以市面上常見從大陸、日本、韓國進口的香菇，但各地栽種的香菇可能在技術水準和品質上都良莠不齊。因此，「台灣省香菇發展研究協會」特別訂定「台灣香菇標章」，以區別國產香菇與進口香菇，並可辨別出優良香菇，避免買到走私香菇。

香菇的健康吃法

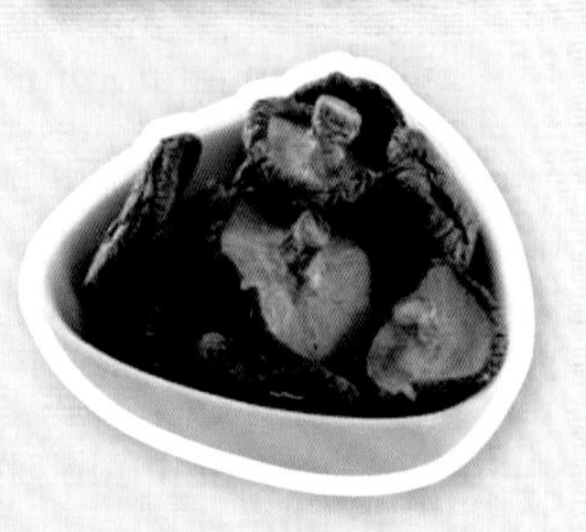

- 香菇可以幫助鈣質吸收，可以和豆類、奶類食物一起食用，藉以強化骨骼，預防骨質疏鬆。
- 香菇和瘦肉一起料理，有助於提高體內菸鹼酸的含量，可以有效維持消化系統的健康，並且讓皮膚光滑有彈性。
- 香菇普林含量高，有痛風、腎臟病的人應避免食用，或在醫師與營養師的指導下少量食用。

香菇營養豐富，含有多醣體、蛋白質、膳食纖維、核酸等多種營養物質，但還是得小心買到噴有農藥，或是使用防腐劑預防發霉的香菇。

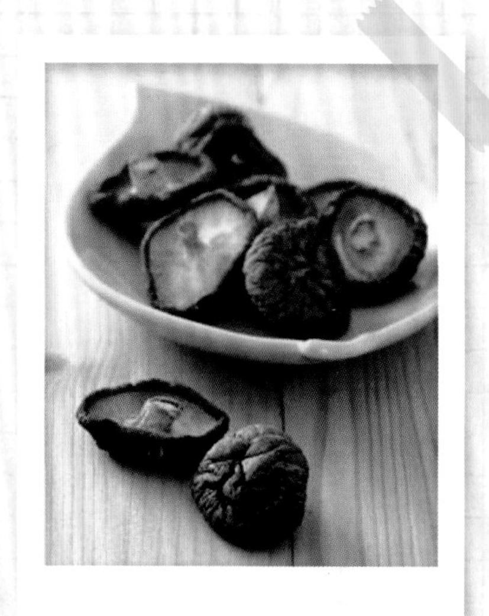

乾香菇選購要點

1. 選擇香菇傘肉肥厚、外觀呈深褐色，整朵完整帶有蒂頭者。
2. 選擇聞起來有香菇的香味，無霉味或異味者。
3. 選擇包裝印有「香菇認證標章」的產品。

食用香菇注意事項

目前，台灣產的香菇已經有「香菇認證標章」，但是光從香菇的外觀很難判斷是走私品還是國產品，有些進口香菇不只噴灑農藥，還會添加二氧化硫增加色澤，或是使用防腐劑（甲醛）預防發霉。

在香菇上殘留的農藥可能有中毒或致癌的疑慮，而過量的二氧化硫會產生腹瀉、嘔吐的症狀，食用過量的甲醛會有頭痛、虛弱、嘔吐、失明的現象，嚴重者還可能導致死亡。

乾貨製品—白木耳

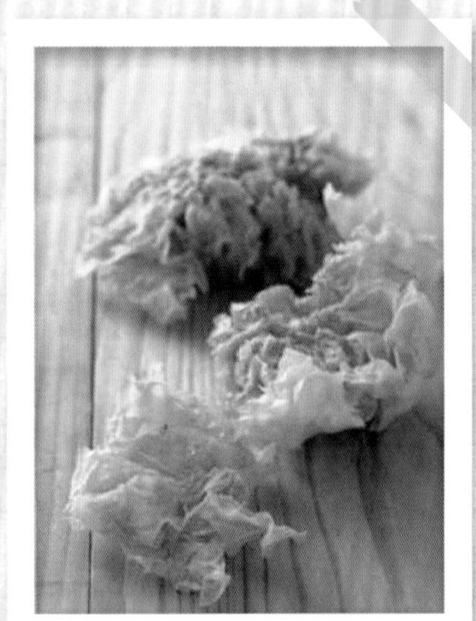

白木耳又稱「銀耳」，含有蛋白質、維生素B群、鈣、鉀、磷等，並含有膠質、膳食纖維。可以滋陰潤肺、生津益氣、美容養顏，而且可以改善久咳、喉嚨癢、便秘等困擾，價格又不貴，堪稱是「平民的燕窩」。

白木耳自古就是珍貴的藥用食材，現今大量栽培，物美價廉，人人都吃得起。

夏天可以涼補、解毒，又可冬令進補，而且白木耳熱量不高，對想要減肥瘦身的人，也是很好的選擇。

白木耳選購要點

1. 選擇顏色微黃，乾燥不溼的白木耳，不要選太白的，可能含有漂白劑。
2. 選擇耳花大而完整，耳肉肥厚而蒂小，聞起來沒有異味的。
3. 選擇信譽良好的商家或是中藥店購買。

白木耳的健康吃法

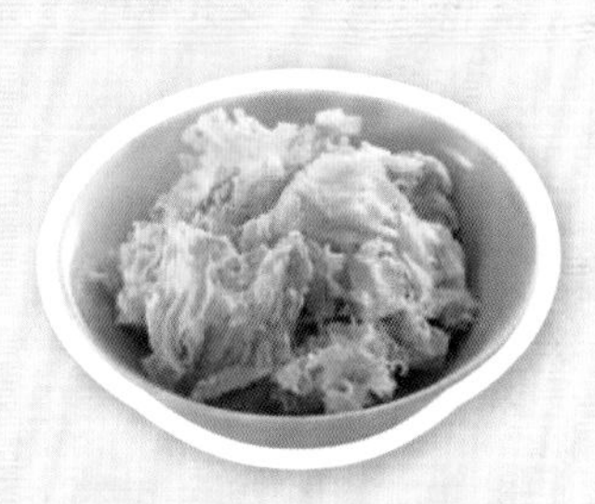

➡ 白木耳在食用前先泡水，每隔一小時換一次水，如此 3 ～ 4 次，可減少二氧化硫和農藥的殘留。

➡ 白木耳最常搭配蓮子、紅棗一起食用，可以消暑去熱、補血助眠。

➡ 白木耳的維生素 D 有助於促進鈣的吸收，而黑木耳含豐富的鈣、鐵，黑白木耳一起食用，可預防貧血與骨質疏鬆。

Tremella

食用白木耳注意事項

許多不肖業者為了白木耳的賣相，添加了過量的二氧化硫，二氧化硫食用過多，會有呼吸困難、嘔吐等現象，甚至許多白木耳也可能殘留農藥，之前，衛生局檢驗多起白木耳殘留農藥的事件，應小心注意。

醬料類—果醬

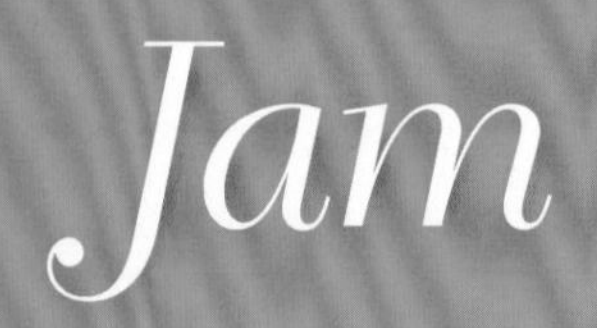

醬料可以說是食物的魔術師，有了醬料，讓食物得以色、香、味俱全，但是醬料的種類五花八門，每一種的功效與成分不同，要如何運用的巧妙呢？有些醬料吃過量也對身體有害，該如何兼顧美味與健康呢？以下列舉最常見的醬料，讓你吃得健康又安心。

果醬是一種以水果、糖及添加檸檬酸所製成的凝膠食品。果醬通常選用藍莓、葡萄、藍莓、柳橙、蘋果等大型果實，切小塊後和糖一起熬煮，趁熱加入容器，並封口以達到真空效果。

天然的果醬因為帶有水果的自然色澤，較不耐保存，所以很多工業果醬常常添加亞硫酸鹽或抗氧化劑，有些為了增加果醬的色澤，通常會加入人工色素。

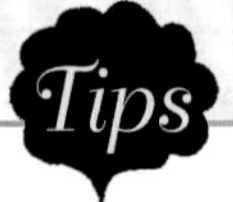

超簡單草莓果醬 

材　料

草莓 500 公克、細砂糖 150 公克、檸檬 1 個

做　法

1. 草莓洗淨，瀝乾，放入鍋中。
2. 細砂糖撒在作法 1 上，靜置 20 分鐘。
3. 將檸檬擠出汁，淋在做法 2 上。
4. 以小火邊煮邊攪拌，直到成黏稠狀即可熄火。

果醬的 健康吃法

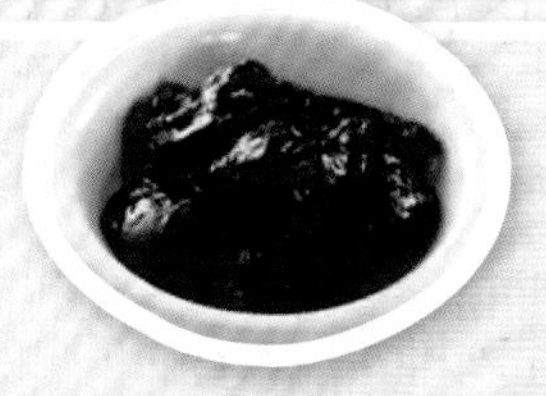

➡ 未開封的果醬要儲藏於陰涼處，開封過的果醬應盡速食用完畢。

➡ 自製果醬並沒有想像中麻煩，如果真的很喜歡吃果醬，不妨自製果醬，既可自己享受 DIY 的樂趣，又可以為食品安全把關。

果醬選購要點

1. 選擇包裝完整，成分標示清楚，製造日期以近期生產為佳。
2. 注意成分上的原料標示，以添加物越少的越好。
3. 選擇有GMP優良食品廠商的產品，或是信譽良好的廠商。
4. 選擇天然手工製作的果醬為佳，但最好是有信譽的店家。

食用果醬注意事項

市售的果醬如果品質管制不當，很可能用加了農藥的水果製作，為延長果醬的保存期限，通常會添加己二烯酸和苯甲酸等防腐劑，農藥與防腐劑都會造成肝、腎負擔。

為了增加顏色的鮮艷，果醬通常也會加入人工色素，人工色素過量可能致癌，兒童吃進過量的色素會容易有過動或是精神渙散的情況。

醬料類—辣椒醬

辣椒醬是嗜辣一族桌上不可或缺的調味料。辣椒醬的種類繁多，在台灣，無論是大、小餐館，都少不了它。

辣椒醬的主要原料是生鮮辣椒，經由清洗、風乾後，再加入不同的調味料，像是砂糖、蒜頭、味噌、豆豉、小魚乾等，為了增加辣椒醬的色澤及保存期限，也會加入色素以及防腐劑等。

食用辣椒醬注意事項 蘇丹紅

市售的辣椒醬為了增加賣相可能會添加色素，有些辣椒醬／辣椒粉會添加蘇丹紅色素。蘇丹紅是一種禁止作為食品添加劑的染料，曾在2005年被歐盟發現於食品中，引發了相關的食品安全討論。

蘇丹紅是一種人工合成的工業用染料，並非天然可食用色素，因此存在潛在的健康風險。蘇丹紅通常用於溶劑、機油、蠟、鞋油及地板蠟等，並非天然可食用色素。蘇丹紅色素1號（紅色）、2號（紅色）、3號（棕紅色）、4號（深褐色）是常見的品種，在動物及細胞實驗中，蘇丹紅可能隱藏致癌風險，雖然不具立即毒性效果，但食用過多的蘇丹紅，恐怕有肝腎功能受損、皮膚過敏等問題。除了辛香料產品，一些常見的食品也可能添加蘇丹紅，例如：鴨蛋黃（鹹蛋黃）、辣椒粉、豆腐乳、調味粉等。

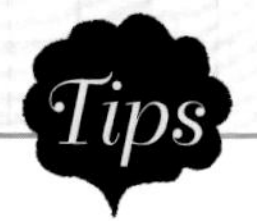

超簡單辣椒醬 

材　料

紅辣椒 1 大匙、醬油 1 小匙、薑末少許、蒜末少許

做　法

將紅辣椒洗淨切碎，加入醬油、薑末及蒜末一起調勻即可。

辣椒醬選購要點

1. 選擇包裝完整，最好是真空包裝或罐裝為佳。
2. 成分標示清楚，製造日期以近期生產為佳。
3. 注意成分上的原料標示，人工添加物越少的越好。
4. 選擇有GMP優良食品廠商的產品，或是信譽良好的廠商。
5. 選擇天然手工製作的辣椒醬為佳，但最好是有信譽的廠商或店家。

Chili sauce

辣椒醬的健康吃法

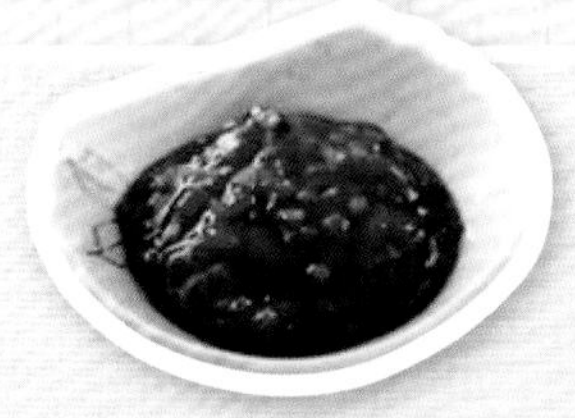

➡ 市售的辣椒醬大多含鈉量過高，在吃時要多注意含鈉量的標示，應適量使用，避免食用過量。

➡ 自製辣椒醬很健康，比較不用擔心有人工添加物的危機。

中西式烘焙食品—鳳梨酥

中式烘焙食品泛指特定節日有特殊代表意義的糕點，或是主餐之外的零食，像是月餅、鳳梨酥、太陽餅等。

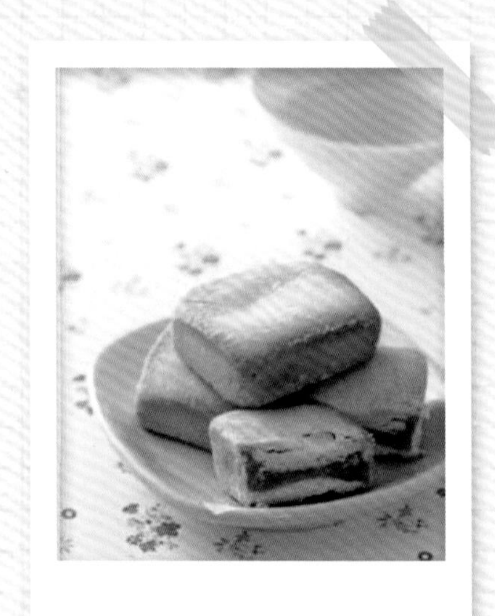

西式烘焙食品泛指麵包、蛋糕、餅乾、烘製堅果仁等。以下列舉中西式烘焙食品各一例做說明。

鳳梨酥是以水、麵粉、奶粉、鳳梨膏製作成的中式烘焙食品，鳳梨酥簡單的製作方式是用麵粉、奶粉、小蘇打粉、奶油、糖粉、水等做成麵糰，鳳梨膏包入麵糰中，放入模型中烘烤而得。

隨著時代變遷，為迎合消費者的口味，除了鳳梨酥外，還研發了蔓越莓酥、哈密瓜酥、金桔酥等，鳳梨酥的口感也越做越美味，但為了增添風味及多樣性，廠商不免也會加入人工甘味劑、色素、防腐劑等，還是要選擇可靠的廠商為佳。

鳳梨酥選購要點

1. 選擇包裝完整，最好是真空包裝為佳。
2. 成分標示清楚，製造日期以近期生產為佳。

Pineapple cake

3. 注意成分上的原料標示，人工添加物越少的越好。
4. 選擇有口碑，信譽良好的廠商。
5. 有些中式糕餅不會有成分標示，如有疑慮，應詢問店家。

食用鳳梨酥注意事項

鳳梨酥為了提高食品的風味及吸引力，可能會添加香料及人工色素，人工香料如乙酸乙酯食用後會出現噁心、嘔吐、腹瀉作用，而且還會導致肝、腎損害。

有時廠商為了延長保存期限也會加入防腐劑，有些不肖業者為了增加食品的韌度、保水性，還會加入非法添加劑硼砂，硼砂食用過量會有嘔吐、腹痛、休克、紅斑等危險。

鳳梨酥的健康吃法

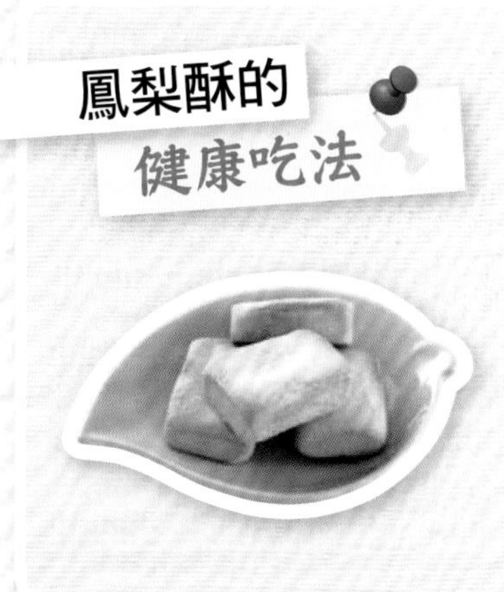

- 應於期限內儘早食用完畢，如果吃不完，應放於密封盒或保鮮袋貯存，並放入冷藏中。
- 不要選擇那種顏色太漂亮或鮮豔的糕點，會食入過量色素。
- 鳳梨酥含糖、油脂量都較高，建議搭配無糖茶飲，可中和口感，也可適時補充一些兒茶素、維生素 C。

中西式烘焙食品──麵包

麵包是以麵粉、酵母為主要原料，加上奶油、砂糖、鹽、奶粉等調味料後烘焙而成的食品。

麵包種類繁多，有全麥麵包、奶酥麵包、甜麵包、鹹麵包；有餡料的麵包、無餡料的麵包。為了增加產品的風味及多樣性，會添加人工色素及香料，為延長食品的保存期限，會加防腐劑防霉。

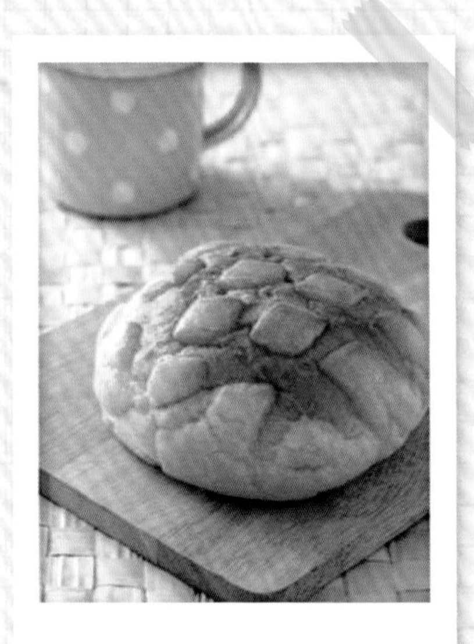

麵包選購要點

1. 如果購買袋裝產品，最好選包裝完整的真空包裝。
2. 成分、製造日期標示清楚者，新鮮麵包保存期限以2～3天為佳。
3. 注意成分上的原料標示，人工添加物越少的越好。
4. 很多麵包店不會有成分標示，如有疑慮，應詢問店家。

食用麵包注意事項

麵包為了增加保存期限，以延緩麵包組織老化，保持鬆軟，通常會加益麵劑、品質改良劑，增加食品烘焙的甜味劑，品質改良劑會引發癌症的可能。

另外，麵包使用的麵粉若有漂白劑，也可能殘留在麵包上，漂白劑殘留過多，容易使身體引發過敏症狀。

麵包的健康吃法

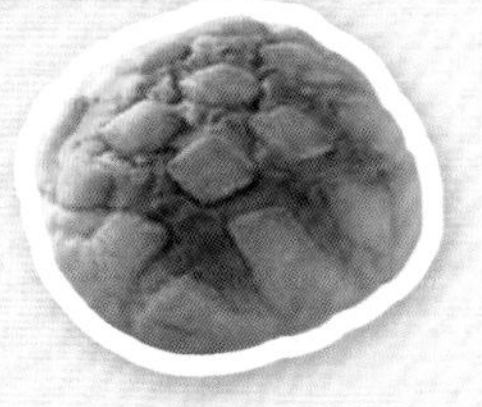

- 麵包是以麵粉為原料，有口感細緻的軟麵包，也有吃起來有嚼勁的硬式麵包，因為現代人纖維質普遍攝取不足，可多選用全麥麵粉製成的麵包。
- 麵包味道香濃誘人，但通常油脂含量頗高，熱量也不低，可多選擇含有天然果乾或加有蔬菜的麵包，或是自己加點蔬菜、水果以增加營養價值。
- 麵包通常油脂含量及含糖量都較高，即使現在研發較多種的口味，營養價值也較高，建議當早餐食用，而高血糖及高血壓者不宜多吃。

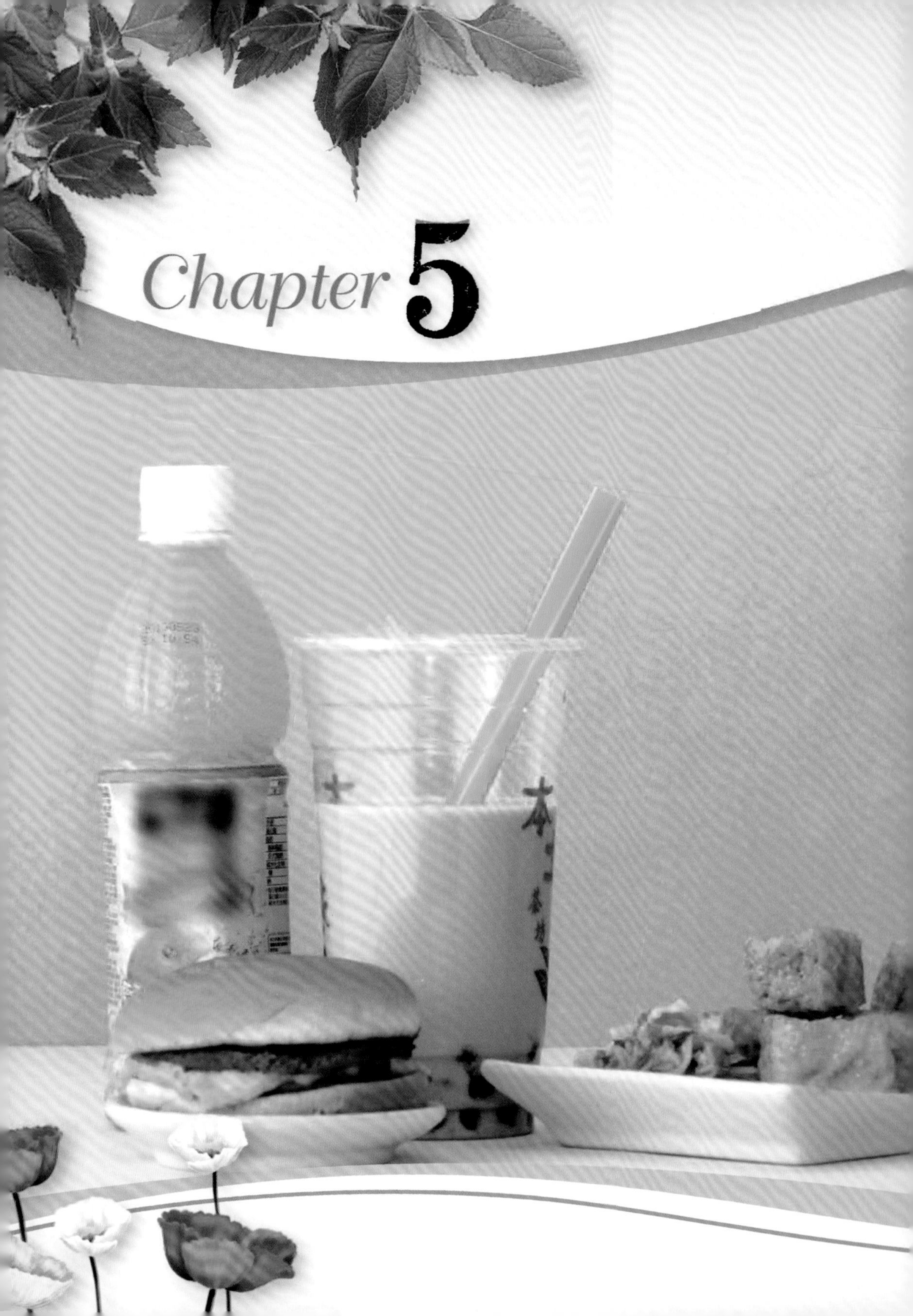
Chapter 5

三餐老是「在外」，趕快實行食物大健檢

根據資料顯示，台灣目前外食的人口比例已高達八成，如果你是那種不常煮飯、三餐老是在外的人，或者假日也沒時間、懶得下廚的懶人一族，你就得對每天吃的食物做一番大健檢，是不是有「三多三少」的現象，「三多」就是鹽多、糖多、油多，「三少」就是蔬菜少、水果少、水少。

如果真免不了常要外食，可能也要運用高 IQ 的吃法與點菜方法，當個聰明「老外」一族喔！

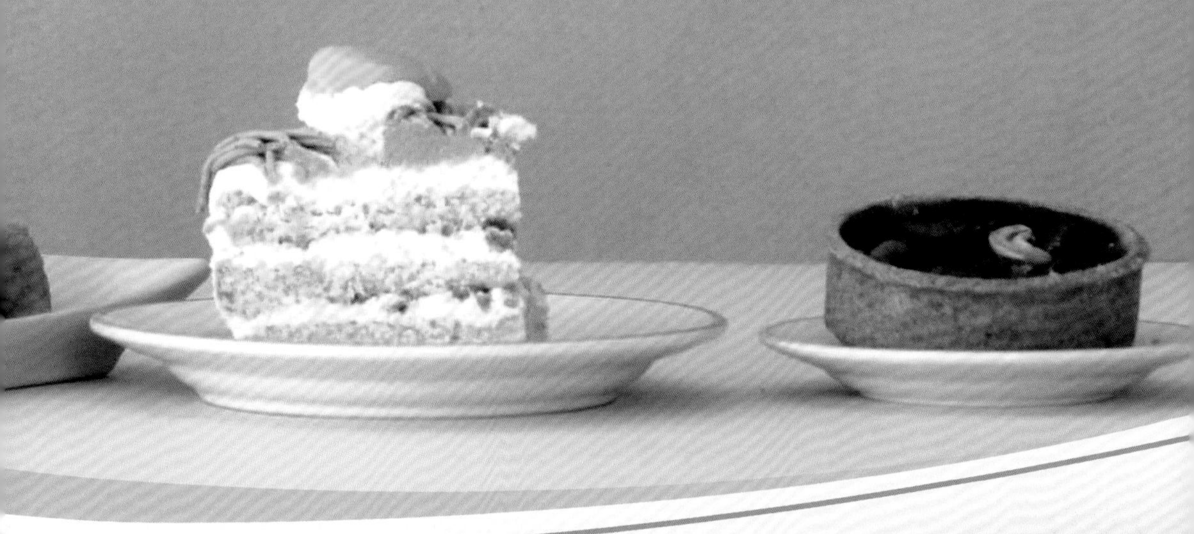

外食族高 IQ 點菜技巧

主食類

少碰高油脂的主食，像是炒飯、炒麵、滷肉飯、牛排、漢堡等。喜歡吃飯的人可儘量選擇五穀飯、糙米飯以補充纖維質，最好一餐裡有魚肉或蔬菜的搭配，像是炒飯、炒麵、滷肉飯這些大多不會放蔬菜，缺乏纖維質。

如果喜歡吃麵的人，可以儘量選擇湯麵，比較不會因為攝取過多的油脂而造成身體的負擔，或是有體重上升的危險。如果選擇餛飩麵、雞絲麵、海鮮麵，最好再點一盤燙青菜，而麵條的選擇以雜糧麵條與蕎麥麵條、玉米麵條較佳。

選菜紅綠燈

紅燈 滷肉飯、油飯、炒（燴）飯、炒（燴）麵、筒仔米糕、肉粽。

綠燈 五穀飯、清湯麵、米粉湯、蕎麥麵、雜糧麵、清蒸蘿蔔糕、瘦肉粥。

魚肉、海鮮類

儘量避免油炸、油煎、糖醋、沙茶……的魚肉類，而以蒸、煮、滷為佳。而霜降牛肉、豬小排、扣肉、魚肚、蹄膀這些都是屬於高脂肪類，應儘量少吃，有三高及肥胖一族更是要忌口。如果可以的話，將能看到的炸雞皮、肥豬皮去除。

選菜紅綠燈

紅燈 滷炸雞、宮保雞丁、糖醋排骨、炸蝦捲、扣肉、貢丸。

綠燈 蒸鱈魚、烤鮭魚、醉蝦、醉雞、滷牛腱、生魚片、蒜泥白肉。

蔬菜類

建議外食一族，除了早餐之外，午餐、晚餐一定要搭配蔬菜，以補充維生素及纖維質，綠色蔬菜以汆燙、煮湯比大火炒為佳。也建議除了綠色蔬菜以外，每餐多選擇不同顏色的蔬菜搭配，以達到營養更均衡的狀態。

選菜紅綠燈

紅燈 魚香茄子、蝦醬空心菜、生菜沙拉（醬料熱量過高者）。

綠燈 蒸燙空心菜、燙地瓜葉、炒花椰菜、炒芥蘭菜、炒高麗菜。

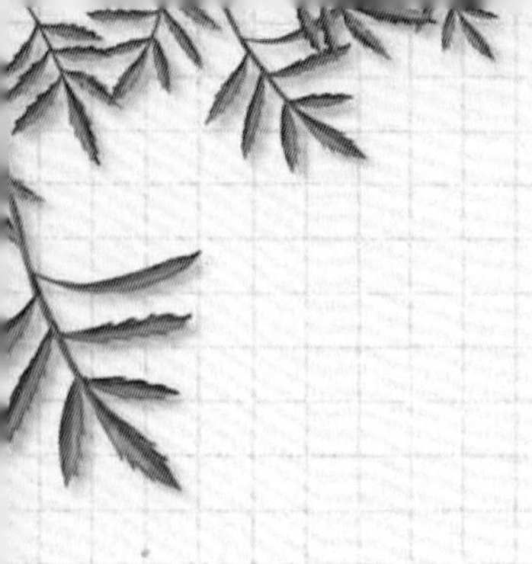

湯品

儘量不要喝太濃、味道太刺激的湯。有些餐廳的濃湯，加了大量的奶油，可能隱藏發胖或是吃進反式脂肪的危機。味道太刺激的湯，像是麻辣鍋等，可會引發胃腸疾病或是含有高量的鈉鹽等。

選菜紅綠燈

紅燈 玉米濃湯、酥皮南瓜濃湯、麻辣臭豆腐湯、貢丸湯。

綠燈 蛤蜊湯、青菜湯、蛋花湯、蘿蔔湯、鱸魚湯。

飲料

白開水是最好的飲料，或點無糖茶飲、淡檸檬水、新鮮果汁來取代濃縮果汁、汽水、可樂，不但可以避免喝進太多砂糖或食品添加物，茶飲與果汁也含有較多的維生素。

選菜紅綠燈

紅燈 可樂、汽水、濃縮果汁、三合一咖啡、加糖奶茶。

綠燈 無糖茶飲、低糖高纖豆漿、低脂牛奶、新鮮蔬果汁。

外食族各式餐廳 SMART 進食撇步

中式餐廳 聰明進食七撇步

1. 少吃糖醋、蜜汁或醬爆等菜餚，因這些料理都用高油、高糖或加大量太白粉水勾芡。
2. 少吃高脂肪、高油脂食物，如：肥豬肉、蹄膀、雞皮、火腿等動物性脂肪食物，而高油脂食物像炸雞、炸魷魚圈等。
3. 少喝汽水、含糖飲料或酒，不僅熱量高，又沒什麼營養素，每次喝酒更要避免「乾杯」。
4. 少吃沙拉醬、甜辣醬或沙茶醬等，這些醬料熱量高，還加了人工添加劑，吃多對身體不好。
5. 多吃蔬菜、水果，除綠色蔬菜外，應多樣選擇各色蔬菜攝食。
6. 應選擇清蒸、滷、燉、燙、煮等烹調方式，較能保有食物原味，才不會吃進過多調味料或油脂，造成身體負擔。
7. 多吃新鮮、不加工的食材，如選擇花枝、鱈魚會比選擇花枝丸、魚板更好。

西式餐廳 聰明進食七撇步

1. 少吃高熱量、高油脂，如：焗烤起司通心麵、炸薯條、煎牛排、抹奶油麵包等。
2. 少吃油炸、焗烤料理方式的食物。
3. 少喝濃湯或酥皮濃湯，少點「派」，因酥皮脂肪含量高。

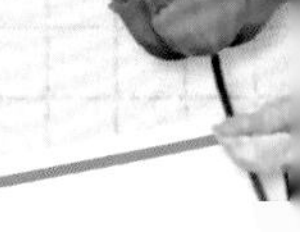

4. 少喝加入鮮奶油和鮮奶精的飲料，可能含有高糖、高脂和不明的人工添加物。
5. 肉類多選擇海鮮和雞肉，因其脂肪含量較少。
6. 多選擇蒸、烤的食物，如：烤馬鈴薯、蒸蝦或蒸魚。
7. 多選擇有蔬菜水果的餐點，如：蔬菜義大利麵、田園沙拉，但沙拉醬不要使用太多。

日式餐廳 聰明進食六撇步

1. 少吃炒麵或拉麵的湯，因為通常很油膩。
2. 少吃揚物，揚物大部分是裹粉後再油炸，如：炸明蝦、炸豬排等。
3. 少吃黑輪、天婦羅，可能含有人工添加物。
4. 吃手捲要適量，因美奶滋分量多，不要食用過量。
5. 生魚片熱量雖低，但因較生冷，而且各家餐廳的鮮度待考量，所以食用要適量。
6. 多選擇涼拌、水煮烹調方式，平時纖維量攝取不足的人，可多吃蒟蒻、蔬菜。

夜市、路邊小吃要注意

夜市裡形形色色的攤販，色、香、味兼具，總吸引了川流不息的人潮，但外食健康風險多，享受美味之餘，一定要兼顧衛生與健康，以下六招，幫助你吃得健康又安心！

外出進餐六大安心訣竅

一、**選擇料理環境**：有些小攤販的販售場所接近戶外，無法提供良好的烹調環境，除了衛生品管令人憂心，販賣場所可能設置於人行道上。所以攤上的食物可能被灰塵污染，或是不明的蚊蟲經過，容易孳生細菌。外出用餐，最好選擇看起來整齊、明亮的餐廳，特別多觀察有無良好的冷藏設施與烹調環境等。

二、**選擇進食場所**：要乾淨、清潔，如果看得到廚房可多觀察是否乾淨衛生。也要多留意服務人員有無不良的抽菸、嚼檳榔習慣。並觀察進食的餐具是否過於鮮豔或相當潔白（因為盛了高溫的熱食，色素可能會被溶解出來）。

三、**選擇口味較清淡的菜色**：在外就餐時，很多人喜歡選擇口味重的菜餚，認為這樣比較容易下飯，但口味重的食物，往往添加了很多調味料，而醃漬、油炸等食物，更是隱藏了不良的化學調味料。所以多選擇清蒸、汆燙或涼拌的食物，不僅可吃到原味，也較容易嚐到新鮮的食材。

四、選擇當季蔬果：由於科技進步，一年四季我們幾乎都可吃到想吃的蔬果，但非當季盛產的蔬果，比較會有濫用植物生長激素與農藥殘留的問題。建議外食點菜或購買蔬果，儘量以當季盛產為佳。

五、不選擇太違反自然的顏色：很多小吃攤與餐館為了讓食物看起來賣相好，會為食物上色。雖然，色、香、味俱全的食物很誘人。但你如果知道那些紅豔豔的香腸，其實是因添加了亞硝酸鹽，雪白如紙的金針菇是加了漂白劑，可能就難以入口了。切記，太違反自然的鮮豔色，很可能有加色素。

六、注意食材的完整性：很多食材料理後不完整，很可能已經不新鮮，像是大型魚、螃蟹或蝦等，放久了無法在保鮮期限內販售，業者就將海鮮分塊料理，用油、調味料等，加以油炸、紅燒方式來掩蓋食物的不新鮮。當你吃蝦子和螃蟹，如果看到腳、螯已支離破碎，表示已重覆料理多次，食材也不新鮮了。

這五種美味的路邊小吃隱藏著健康風險

滷味

滷味美味方便，可說是很多人宵夜的最佳選擇。但滷味是重口味的食物，很多滷味經過滷製完成後，其滷包湯汁早已使用超過一週，甚至一個月，而且還不斷重複使用。滷味攤的滷味看起來顏色很鮮豔漂亮，有可能是添加違法的黃色 5 號色素，能少吃就少吃。

臭豆腐

臭豆腐是一種發酵製品，酥酥脆脆的外皮，配上酸酸甜甜的泡菜，讓臭豆腐「臭名遠播」。因為受歡迎，近年來無論是麻辣臭豆腐、清蒸臭豆腐、炸豆腐的專賣店、小吃攤都受人青睞，但臭豆腐的製作過程、製作環境、原料的質量、製作人員的過程都是無法被保證的。為了降低成本，很多臭豆腐會反覆使用炸過的油、滷過的醬料，而這些都無法取得正規的品管，尤其反覆使用回鍋油來炸臭豆腐，可能存在致癌風險，還是少吃為妙。

糖葫蘆

糖葫蘆的衛生品管一直是個問題，清洗過的水果往往黏不住

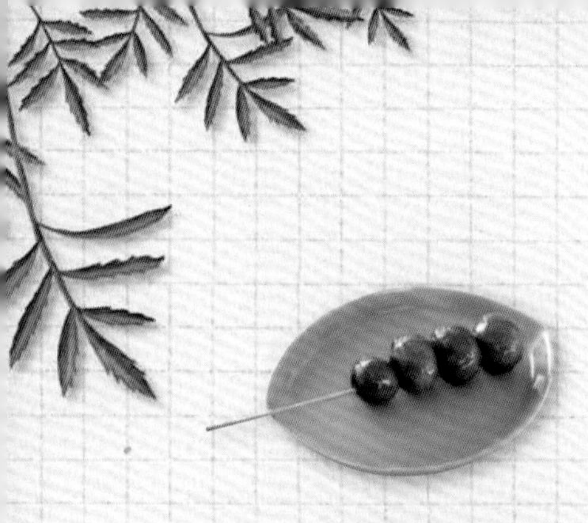

糖漿，很多小販可能草草省去清洗的步驟，再者，包裹的糖漿那麼鮮豔，一定加了很多色素，加上糖葫蘆都暴露在露天環境下販賣，往往沾染了很多灰塵。

燒烤

賣燒烤的攤販，為了賣出香噴噴的肉串，可能放了過多的食品添加劑。以豬肉串、雞翅為例，很多小販，為了節省成本，可能是用死豬肉；為了讓肉口感佳，可能會添加嫩精。要讓烤起來的肉吃起來更香，就會刷更多的烤肉醬。烤肉醬裡不僅有人工添加物，而且含鈉量過高，吃多了容易造成肝、腎負擔。烤得焦焦的肉串吃起來雖然香，但卻暗藏著致癌的危機。

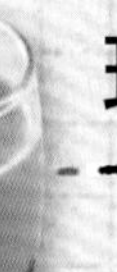

珍珠奶茶

珍珠奶茶的「珍珠」是由太白粉製成的粉圓，通常在加入奶茶前，會先浸至糖漿中，喝一杯 300cc 珍奶相當於一碗白飯的熱量。雖然很多珍珠奶茶已標榜加鮮奶，但建議還是不要常喝，除了熱量高，仍有業者用粉狀奶精代替鮮奶，粉狀奶精通常都含人工添加物，而且珍奶含糖、含磷量都太高，有高血糖及腎臟功能不佳者，都不適合飲用。

上班族中餐大健檢

身處都市叢林，街頭巷尾的美食可說是上班族的最愛，上班族一天當中最免不了在外面用餐的時段就是中餐了。在長久外食的狀況下，飲食日趨精緻化，一不小心，可能就會吃下太多熱量、脂肪、食品添加物，你可能沒注意到，每天的中餐，已經慢慢的讓你的健康亮起紅燈了呢！以下，我們就列舉幾個上班族常吃的午餐，並提供建議，讓每一個上班族都能吃得更健康。

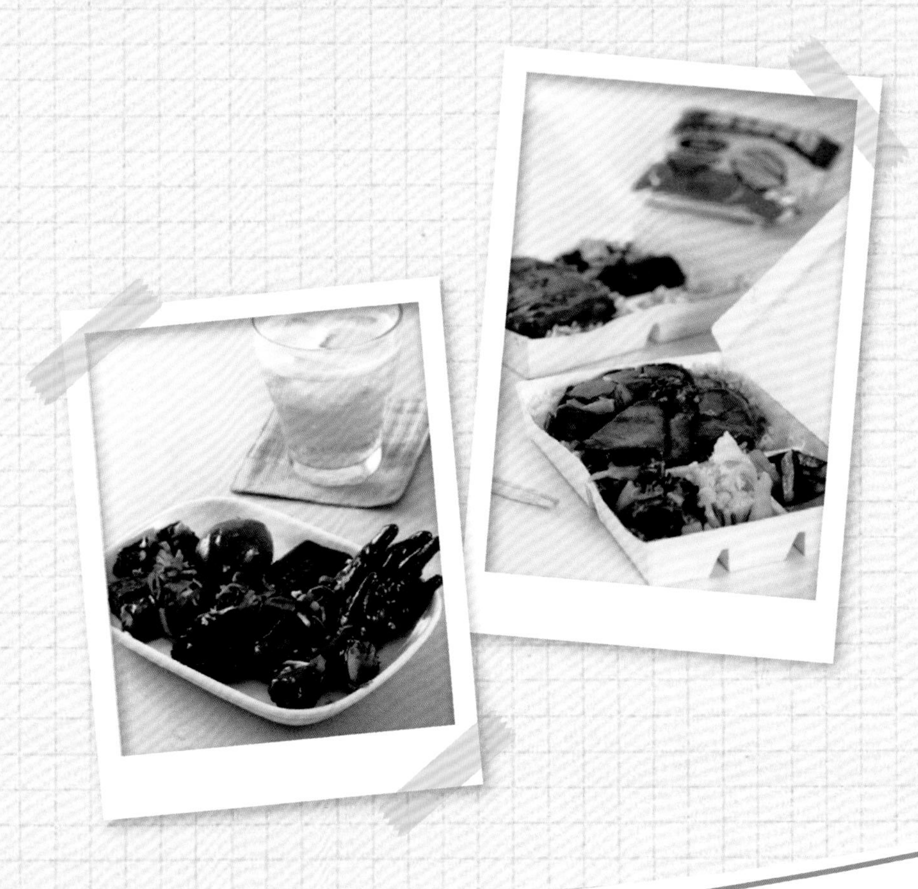

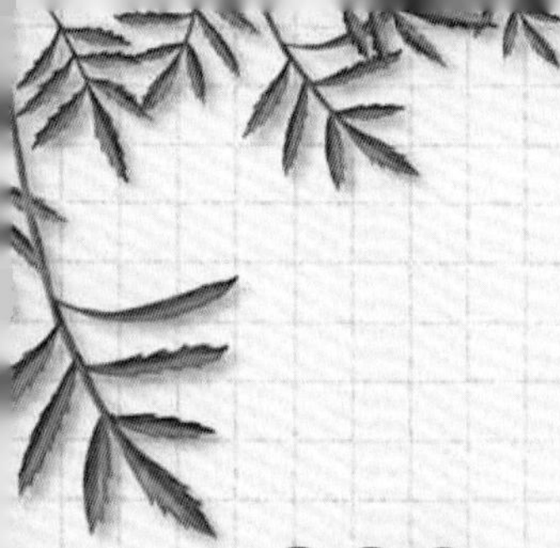

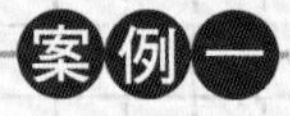

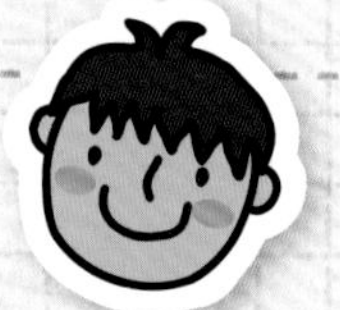

案例一

愛吃速食與即溶咖啡的陳先生

陳先生，34 歲，是個電腦工程師，身高 168 公分，體重 78 公斤。陳先生擔任電腦工程師已經快 10 年，工作壓力大時，最喜歡沖泡即溶咖啡紓解壓力。平均一天大概要喝 2 ～ 3 杯三合一即溶咖啡。因為覺得速食方便、美味，所以中餐常常吃炸雞、漢堡，常常一星期有一半的時間都吃速食，而且不常運動。

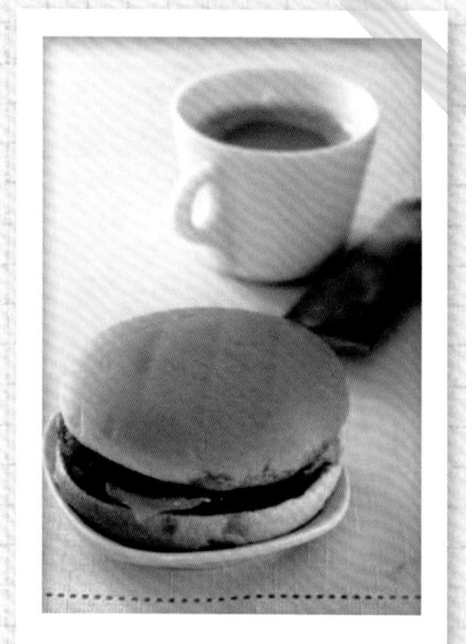

因為這樣，從大學畢業後他發現自己已經胖了 10 公斤，而且才 30 多歲的他已經有了鮪魚肚。最近，他配合公司做免費的健康檢查，發現他的血糖已經超出標準值，當醫師囑咐他要從多運動及改善生活習慣做起，他才開始有所警惕……，究竟陳先生要如何改善呢？

午餐內容分析

陳先生喜歡吃炸雞、漢堡，這兩樣都是高熱量的食物，所以容易發胖，加上陳先生不常運動，體重直線上升是必然。陳先生喜歡喝即溶咖啡，即溶咖啡裡的奶精、糖也都不利於健康，尤其是奶精，裡面可能含有氫化過的植物油、色素、香料，這些食品添加物，都是健康的殺手。

這樣吃才健康

建議陳先生吃速食的次數減量，改為一個月一次或二次，吃的時候，應該注意補充纖維質，可搭配一些青菜、水果，或是新鮮的蔬果汁。如果喜歡吃肉，不妨吃清燉牛肉麵或白切雞肉配五穀飯，喜歡吃漢堡不妨偶爾改以米漢堡或全麥三明治代替。

陳先生是個電腦工程師，容易用眼過度，平時也可泡菊花枸杞茶，可養眼明目。此外，苦瓜、桑椹、紅蘿蔔、魚肉對陳先生也都是不錯的食物。

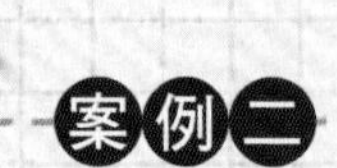

不吃澱粉，正在減肥中的張小姐 只吃自製沙拉、喝可樂

張小姐，28 歲，是個保養品專櫃小姐，身高 160 公分，體重 52 公斤。張小姐因為愛漂亮，加上工作需要門面，總覺得自己身材不夠好，覺得如果瘦下來對工作與戀愛運一定更好。

不久前，張小姐失戀了，加上工作上銷售業績不好，讓她有點憂鬱。有天，在鏡子前看到自己的小腹微凸，就下決心要減肥。張小姐聽說有一種不吃澱粉就可以快速瘦下來的方式，於是，她決心每天至少要有一餐不吃澱粉類食物，常常中午她就只帶自製的蔬菜水果沙拉，為了方便她常常是放一些生菜或是鮪魚罐頭、鰻魚罐頭，然後搭配一罐可樂，可是才吃了一、二個月，張小姐就覺得上班沒有體力，而且常會頭暈、渾身無力。

午餐內容分析

坊間很多人像張小姐一樣，體重其實已經算標準，但為了愛美，瘦個二、三公斤肉好像就是天差地別。

先不說張小姐錯誤的減肥方式，就以張小姐吃的午餐來看，觀念就是錯誤的，很多人以為吃生菜沒熱量又可補充纖維質，但其實生食蔬菜也是透露著危機的，生菜萬一沒洗乾淨可能會有寄生蟲或農藥殘留。

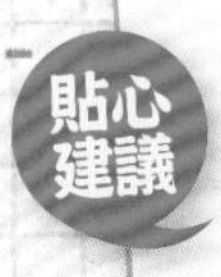

提醒張小姐不要減肥了，或以每週 2 ～ 3 次的有氧運動來健身、瘦身。建議張小姐儘量以無糖豆漿與牛奶代替可樂。如果真的怕胖，不妨常吃糙米飯、高纖蘇打餅乾、蔬菜蕎麥麵、全麥吐司、鮭魚蒟蒻麵這些熱量較低的食物做為主食。

還有，魚罐頭含鈉量通常過高，會加重心臟、腎臟的負擔，而法規雖然規定罐頭不能放防腐劑，但經過高溫殺菌，魚體內的一些必要的營養素也會被破壞。再說張小姐不吃澱粉減肥，只是一種「減肥」的假象，怎麼說呢？因為碳水化合物不足，脂肪不能充分燃燒，蛋白質也會快速分解，因此吃進去的蛋白質和脂肪也很難為人體充分利用，儘管體重下降很快，但是人體卻同時面臨蛋白質分解、罹患骨質疏鬆症和慢性疾病的風險。

這種減肥方式通常不能持久，因為碳水化合物是維持人體基本能量的功臣，不吃澱粉一開始通常只是體內水分平衡失調的結果，只要一開始吃主食，體重馬上就會反彈。而張小姐又喜歡喝可樂，可樂通常只有熱量、糖分、色素和一些化學添加物構成的飲料，喝多了，對健康無益。

這樣吃才健康

王小姐的主食還是應該要有米、麵、粥，以補充一些碳水化合物，此外，鮪魚罐頭、鰻魚罐頭，可以改成蒸鱈魚、蒸鱸魚或是鮭魚湯等。要吃生菜沙拉，不如每天一種肉搭配三色蔬菜，例如粉蒸肉搭配炒青江菜、紅蘿蔔炒玉米。

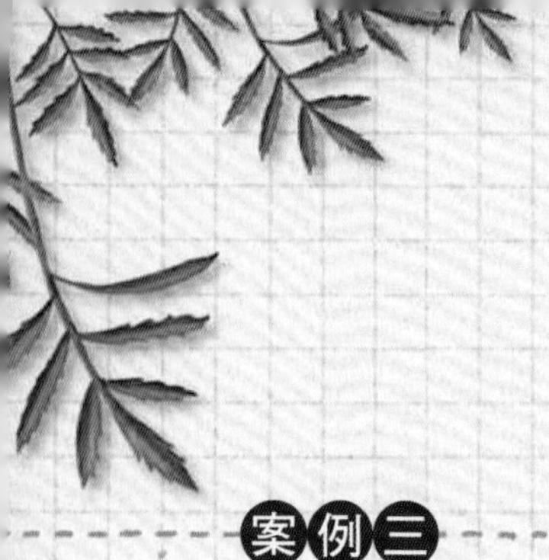

案例三

喜歡吃甜食、便利商店壽司的王小姐

王小姐，26 歲，是董事長特助。個性容易緊張，追求完美，是個急性子，有時容易憂鬱。王小姐的工作十分忙碌，平時最喜歡吃甜食補充體力並且紓解壓力，中午忙得沒時間吃便當時，她最喜歡吃便利商店的壽司。

王小姐的同事都習慣吃便當，平時很不喜歡吃便當的她，常常一個人跑去買奶油蛋糕、波蘿麵包、甜甜圈、紅豆湯圓當中餐。王小姐也常常買便利商店的壽司，有時會搭配一杯珍珠奶茶。她常覺得不吃甜食就沒胃口，如果要吃便當，她寧願吃壽司。最近，王小姐常常覺得莫名其妙的煩躁，工作起來總是心有餘而力不足……。

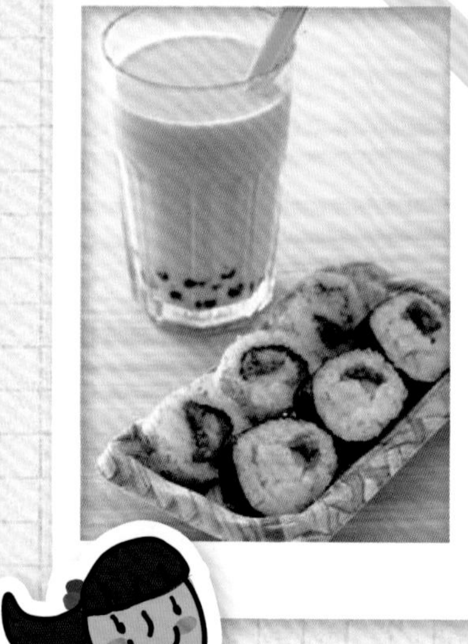

午餐內容分析

王小姐喜歡吃甜食，雖然澱粉、熱量已經攝取足夠，但是蛋白質、維生素、纖維質很明顯攝取不足，長期下來，可能因偏食而造成營養不良。

王小姐需要多補充蛋白質、維生素和纖維質，並且應該多吃新鮮自製的食物。平時可以請家人自製便當或是自己準備，如果喜歡吃甜食，建議每餐吃六分飽，在飯後佐以甜品，或是下午當點心吃。

王小姐嗜吃甜食，可能會攝取大量的蔗糖，蔗糖通常會在體內轉變成更小的葡萄糖進行氧化，葡萄糖的氧化作用需要維生素 B1 的酶來催化，長期下來，會消耗過多的維生素 B1，就不足以提供葡萄糖的氧化作用，產生氧化不全的產物造成乳酸堆積，這會影響中樞神經系統，產生精緒起伏大、煩躁、無法集中精力等症狀。

王小姐習慣吃便利商店買的壽司，這意味著壽司不是現做，如果你細心點，絕不難發現，便利商店的壽司一定會添加好幾種食品添加物，像是抗氧化劑、色素、香料、乳化劑等……，這些食品添加劑，不知不覺就吃進了王小姐的肚子裡，日積月累的，正在損害著她的健康。

這樣吃才健康

建議王小姐如果不喜歡吃外面的便當，可以自製便當或是飯糰，便當應該有蛋白質與維生素、纖維質的搭配，像是核桃炒牛肉加番茄青椒、木耳炒金針菇等。也可以自製飯糰，用五穀飯包一些肉末、小黃瓜、紅蘿蔔丁、炒蛋，可以吃得健康又安心。

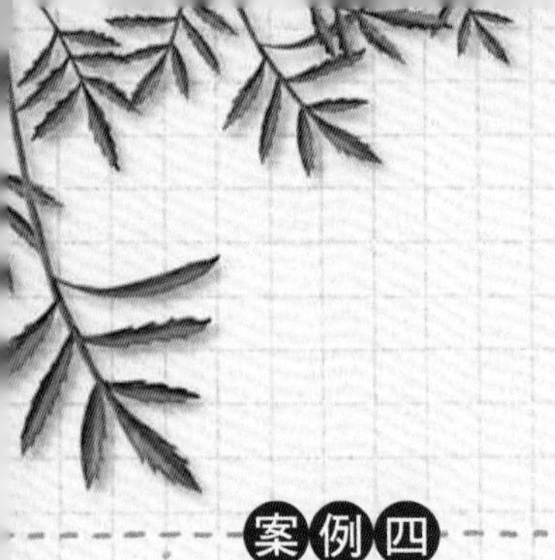

案例四

喜歡吃燒臘便當，常吃泡麵的林小姐

林小姐，24 歲，在旅行社擔任會計助理，與父母同住。林小姐本身有點偏食，總是覺得外面的便當做得不好，唯獨特別愛燒臘便當。不過，有計劃的想存錢出國讀書的她，覺得應該把便當錢省下來，況且，她覺得中餐只要吃飽就行，因為每天晚上，媽媽都會準備豐盛的晚餐，再把營養補回來就可。

林小姐便養成一個禮拜吃 3～4 次泡麵、泡粉絲的習慣，偶爾吃 1～2 次燒臘便當，如此周而復始，也不覺得怎麼樣！直到新來的同事告訴她：「妳常常吃泡麵，不怕變木乃伊喔？」，結果，過沒幾天她就月經失調，這才有所警惕，改成一週頂多吃一次的燒臘便當，整整一個月不敢碰泡麵了。

午餐內容分析

很多坊間的人有一些迷思，認為吃泡麵有加防腐劑，不應該多吃。其實，前面已經提過，泡麵的麵條本身經過高溫油炸，就可以保存很久，根本不需要再加防

因為女性每個月的月事導致大量失血，這時，鐵也會隨著經血而流失。林小姐應該多吃一些含鐵的食物，像是牛肉、動物肝臟、牛奶、雞蛋、葡萄乾、櫻桃等。此外，也要多補充一些高蛋白質和高纖維質的食物。

腐劑，但泡麵吃太多的確對健康無益，因為經過高溫處理的食品營養素會被破壞殆盡。而且泡麵本身含油量已經很高，都還會附上油包和調味包，如此便容易吃進高量的鈉鹽及高量油脂，導致營養不均衡。

林小姐常吃的泡麵，是典型的垃圾食品，而她吃的燒臘便當呢？也可以説是勉強及格而已。坊間的燒臘便當，大部分都沒有搭配什麼蔬菜，同時燒臘便當也屬於高油脂，有些臘肉、臘腸為了賣相，還是會加食品添加物像是亞硝酸鹽類來保存色澤，同樣不宜多吃。

這樣吃才健康

建議林小姐改成一個月吃一次燒臘便當跟二、三個月吃一次泡麵就好，如果要吃燒臘便當，一定要多補充一些維生素及纖維質，吃泡麵也是，可以補充一些蛋白質，例如加一個雞蛋，或是加胡蘿蔔、番茄、青椒這些蔬菜一起下去煮，不要用泡的。

如果想要省錢，建議林小姐可以從家裡帶便當到公司吃，目前一般公司都有微波爐或電鍋，家裡豐盛的晚餐，都會比外面的便當吃得健康、安心。

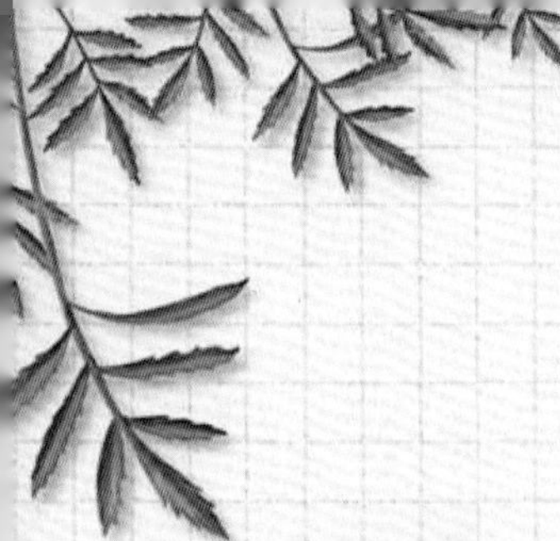

案例五

愛吃海鮮配啤酒，偶爾商業午餐的黃經理

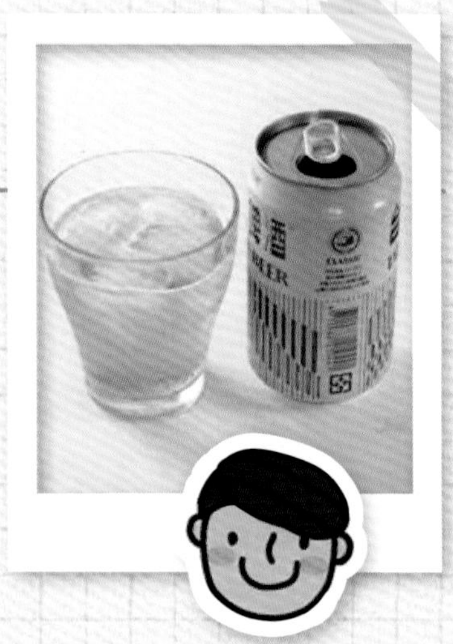

黃先生，46 歲，中廣身材，工作壓力大就會便秘。黃先生是一間大公司的業務經理，常常因為和客戶洽談生意、應酬，到高級、有規模的餐廳去吃商業午餐。

黃先生本身飲食上特別有所偏好，就是喜歡吃海鮮配啤酒，如果是應客戶喜好配合喝紅酒，他就習慣喝紅酒加碳酸飲料。因為常常在高級餐廳用餐，所以相對菜色也算豐盛。不過，黃先生食量不大，每次用餐都偏好蝦、蟹、深海魚肉、牛肉。尤其休閒時刻，他最喜歡吆喝三、兩好友，到釣蝦場釣蝦，現烤現煮，再搭配啤酒，一吃就是幾個小時。直到有一天，黃先生抽血檢查，發現他的尿酸值偏高……。

午餐內容分析

以黃先生的飲食習慣以及會便秘，就知道黃先生可能是因為長期的飲食習慣導致他的體液偏酸。

再者，海鮮和肉類大多都是酸性食品，海鮮與啤酒的普林值含量高，普林值一高，體內的尿酸含量亦會升高，若是過高時就會形成高尿酸血症，就有形成痛風的可能。

因為海鮮與啤酒都是高普林的食物，所以不宜多吃。喜歡吃海鮮不妨以低脂肪的魚、瘦肉代替，並且養成多吃蔬菜、水果的好習慣，建議黃先生要戒酒，才能控制尿酸值。

雖然深海魚有豐富的 EPA、DHA，但由於近年來海域受到嚴重的污染，許多深海魚體內都含有高量的汞、鉛等重金屬，所以，不建議吃太多。

此外，黃先生喜歡到釣蝦場釣蝦，目前釣蝦場的蝦子來源以及水源的品管都值得憂慮，有些釣蝦場為了怕蝦子生病，會在水中投入抗生素，所以，釣蝦場的蝦子其實是很不健康的。

這樣吃才健康

以黃先生常常吃商業午餐來說，營養應該算滿豐富，但是從黃先生的飲食偏好可看出，他攝取的鹼性食物不足，應該多吃一些蔬菜、豆類、海帶的食品，或是多吃水果。另外，建議可以多用無糖茶飲代替啤酒，才不會讓體液偏酸，以維持身體內的酸鹼平衡。

建議黃先生改掉喝啤酒的習慣，如果喜歡喝酒，可改以酌飲紅酒，睡前喝點紅酒可以促進血液循環，但不要加碳酸飲料，因為碳酸飲料空有熱量與糖分，沒什麼營養。並且要建立運動的好習慣。

Chapter 6

透視污染食品的黑心毒素

近年來，環境荷爾蒙危害人體與生態環境的議題，引起全球的熱切關注，而化學毒素與重金屬污染食品，危害人體健康的新聞也時有所聞。

本章除了要探討環境荷爾蒙對環境與食品的傷害，也要介紹天然毒素（動物型毒素、植物型毒素）與細菌型的食品中毒、黴菌型（黃麴毒素）的食品中毒，並提供你預防這些毒素的方法，提升與加強你的食品安全衛生意識。

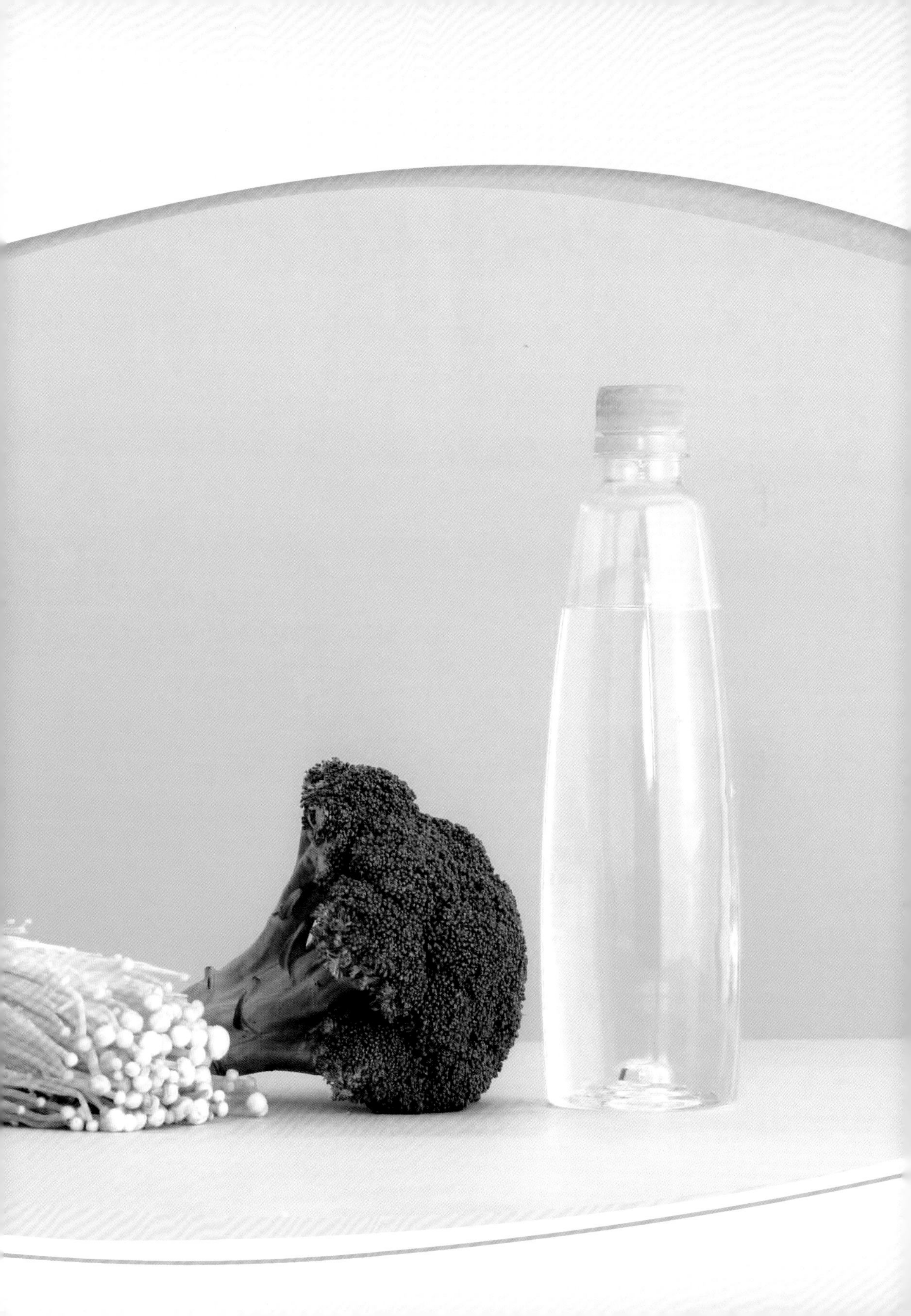

化學毒素—農藥

台灣位於亞熱帶並屬海島型的氣候環境，氣候炎熱，適合農作物病蟲的繁殖，尤其蔬果類每年複種次數較多，在生長過程中更易遭受病蟲害或其他生物侵襲。為確保蔬果的產量與品質，農友常會使用農藥來殺蟲、驅蟲、除草，來確保農作物的收成，但過量農藥的使用，已經威脅到人類健康與環境污染。

農藥對健康的影響

農藥會積存在人體，長期下來會使身體產生病變，如肌肉麻木、咳嗽，甚至會引發癌症，也會損害腎臟及肝臟機能。

面對農藥應注意

1. 坊間有人以為鹽水能清除農藥之說，蔬菜清洗若以鹽水來浸泡與洗淨，不一定能清洗得比較乾淨。水溶性農藥，用水即可以清洗，脂溶性農藥，用鹽水反而較不易。
2. 將蔬果放進冰箱冷藏不能降低農藥殘毒，因為農藥在低溫情況下，較為穩定，所以取出蔬果時還是建議以上述幾項方式處理過，並且加熱烹調過。
3. 儘量多買當季蔬果，不合時令之蔬果，需要噴灑多量的藥劑，才能提前或延後採收上市。

如何減少農藥殘留的毒素危害？

- 農藥大部分都是殘留在果皮與葉菜類表面，所以水果最好削皮，葉菜類最好一片一片剝洗，而像是包心菜或高麗菜之類的蔬菜，也可以把最外面的菜葉剝掉。
- 由於大多數的農藥都是酸性的，可以用微鹼性的淘米水清洗，再用清水沖洗乾淨。而對於比較容易殘留農藥的散葉類像是韭菜、油菜、白菜，應該沖洗過，再浸泡10分鐘，如此反覆2～3次即可。
- 對於一些帶皮又不削皮的蔬菜，像是黃瓜、番茄、茄子可以用軟毛刷在水龍頭下多清洗幾次，注意不要用清潔劑洗，清潔劑有化學藥品，反而更不好。
- 蔬菜比水果容易殘留農藥，建議要烹調加熱，如汆燙或大火快炒，因為加熱可以分解農藥的毒性。

- 如果要避免買到農藥殘留的蔬果，建議選購時要特別小心，雖然現代強調有機蔬果，不用化學農藥的品牌眾多，但有些並未獲得有效認證。而且，根據報導顯示，氮肥的使用率仍高，這會導致硝酸鹽污染，食入人體會形成亞硝酸胺的致癌物質。
- 所以在選購蔬果時不要刻意選擇外表太漂亮或沒有蟲咬的水果，可多選擇當季蔬果，或是對蟲害較有抵抗力的蔬菜，如地瓜葉、龍鬚菜、秋葵等，或是有特殊氣味蟲兒不愛吃的蔬果，如大蒜、洋蔥、九層塔，其他品項若無法確保是否有農藥殘留的風險，建議可買經過農委會認證的蔬果。

化學毒素—戴奧辛

戴奧辛（Dioxins）是 210 種不同化合物的統稱，包括 75 種多氯二聯苯戴奧辛及 135 種多氯二聯苯夫喃。這些化合物是燃燒或製造含氯物質時，產生的無色、無味、毒性很強的脂溶性化學物質，會穩定地積存於動物脂肪內，難以代謝，因此有「世紀之毒」之稱。

戴奧辛對健康的影響

戴奧辛具有親脂性，一進入人體內，容易積存在脂肪組織中造成毒害。最常見的症狀是氯痤瘡、損害肝臟與免疫系統等，也可能導致畸胎，造成早產及流產率增加。

如何減少戴奧辛的危害？

- 大部分的戴奧辛是經由食物進入人體，因此分散食物來源及攝取多種類食物，都是避免戴奧辛累積於人體的方法。建議減少肉類及奶類脂肪攝取，儘量食用水果蔬菜等多纖維食物。
- 日常生活中減少使用含氯物品，如PVC塑膠袋、含氯漂白劑、殺蟲劑等。
- 避免露天燃燒垃圾、塑膠製品等，避免吸入戴奧辛。

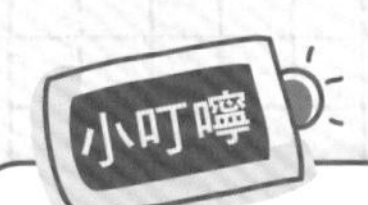

包括煉鋼廠、發電廠、露天燃燒稻草或車輛排放廢氣、火災及自然界均會釋出戴奧辛。環境中的戴奧辛來源很多，大多數人體中也含有些許的戴奧辛，只要攝入量不高，對健康不至於有大影響。

化學毒素—多氯聯苯

多氯聯苯（polychlorinated biphenyl，簡稱 PCB），又稱多氯聯二苯，是許多含氯數不同的聯苯含氯化合物的統稱。多氯聯苯有些重要特性：它幾乎不會燃燒、不易被熱分解、不易被氧化、不溶於水、不易導電，又抗強酸強鹼，所以又好用的絕緣體，也是熱交換器的熱媒體。台灣在 1979 年發生多氯聯苯中毒事件，就是因生產米糠油時，熱交換器管線破裂，多氯聯苯漏出污染了米糠油，之後毒害了兩千多人。

多氯聯苯對健康的影響

多氯聯苯屬於致癌物質，容易累積在脂肪組織，造成腦部、皮膚及內臟的疾病，並影響神經、生殖及免疫系統。症狀包括氯痤瘡、手腳麻木、指甲與皮膚變色、神經系統病變等。

如何減少多氯聯苯的危害？

- 目前世界各國不再製造多氯聯苯，許多含多氯聯苯的產品也已列入廢棄物處理流程。
- 避免接觸含有多氯聯苯物質的電容器、變壓器等設備，及其他液體廢棄物，包括被稱為二級燃油的溶劑和廢油等。

多氯聯苯中毒患者凡持「油症患者就診卡」或已註記油症身分之健保 IC 卡就醫，可免收取「門診」（含例假日門診、急診）之部分負擔。

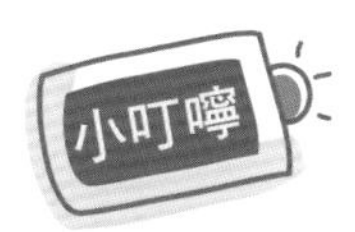

重金屬—鉛

鉛的主要來源，有煤及石油的燃燒、挖礦、水泥、肥料、燃燒焚化、含鉛汽油的使用等，其中以含鉛汽油使用為最重要的環境鉛污染途徑。台灣已於 2000 年禁止含鉛汽油的使用。

鉛可透過進食、吸入和皮膚吸收進入人體，接觸鉛的途徑，包括油漆、空氣、塵土、飲用水、食物及工作場所等。

從事油漆及裝修工程、水管工程、建築工程和汽車維修的人會從工作環境中攝取較多量的鉛。由於鉛是空氣中的污染物，每人每天都會吸入一定份量的鉛。

鉛對健康的影響

鉛對人體健康的影響，包括貧血、腹痛、便祕、肌肉乏力、顫抖、麻痺、腎功能失調、與生殖系統毒害；在成年人體中，有

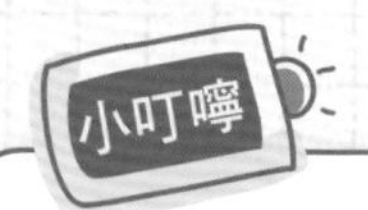

- 少用裝飾多而顏色鮮艷的器皿來盛裝食物。
- 注意住家是否為老舊房屋。過去使用鉛管或銅管輸送自來水，銅管的連接處也常是鉛的接頭或是以鉛銲接，飲水有遭鉛污染的危險。宜裝置逆滲透純水機，或購買純水飲用。
- 平時就要保持家庭環境的整潔，因為泥土及煙塵都可能有含鉛。
- 檢查家中是否用了含鉛的油漆，或是含鉛的百葉窗。

90 ～ 95% 的鉛是會蓄積於骨骼中，當鉛暴露停止時，血中鉛值會漸漸降低，骨骼鉛也會回到血液中。鉛會影響兒童的中樞神經發育，亦會阻礙兒童智商的發展。懷孕的婦女也會受到鉛的危害，鉛可藉由母親的血液被運輸到子宮裡，並影響正在發育的胎兒，也會蓄積於胎兒腦部、肝臟以及骨骼，可能會引發早產，或是對胎兒腦部發育產生嚴重影響。

鉛進入人體的途徑包括吸入和吃入，就是空氣中的鉛粉塵經由呼吸道吸入肺部，停在上呼吸道的鉛塵也可由喉嚨再吞入食道。而沾在手上或食物上的鉛塵，也可經由飲食或吸菸而進入人體，並被腸胃吸收。

如何減少鉛的危害？

- 少吃排骨湯，或是牛骨、雞骨，任何骨頭熬製的高湯。這些骨頭常是重金屬累積的地方，長久熬煮容易使重金屬溶出。
- 不要服用來路不明的中藥粉或冬蟲夏草等中藥。這些中藥曾被檢查出高量的鉛；外用的中藥粉，絕對不要內服使用。
- 烹飪前徹底清洗蔬菜，尤其是葉菜，可以大幅減少可能積聚在蔬菜表面上含鉛的塵垢和泥土。
- 均衡飲食，含鉛量可能偏高的食物要儘量少吃，例如皮蛋和貝類水產等。

重金屬—鎘

鎘在工業上用途多，如電鍍、生產顏料，及用於製造塑膠穩定劑、油漆、鎳鎘電池等。鎘主要經食物進入人體。如生長在鎘污染土壤中的農作物，或用鎘污水灌溉等，鎘含量都可能較高。如陸上動物所吃的牧草或飼料含有鎘，其內臟也會受污染。

鎘對健康的影響

雖然從食物攝取鎘導致急性中毒的機會微乎其微，但長期攝取鎘會損害腎功能。鎘進入人體是經由呼吸道及消化道，吸收入血液的鎘，主要與紅血球結合，並蓄積於肝臟及腎臟。鎘累積在人體會損傷腎小管，使人出現糖尿、蛋白尿等症狀。

如何減少鎘的危害？

- 維持均衡飲食，鎘含量可能偏高的食品加以節制，如貝類、肝腎內臟。
- 烹調前用清水浸泡並徹底洗淨蔬菜，特別是葉菜類。
- 儘量不要吸菸。

- 塑膠包裝、玻璃、陶瓷器皿，在生產過程中與鎘接觸，多少都含有鎘，不要長時間用這些器具盛裝酸性液體，以免毒素滲出污染食品。
- 水果去皮後再吃。果農為防止病蟲害使用的殺蟲劑，其中含有汞、鎘等重金屬，易留在果皮上。

重金屬—砷

人們主要從食物（尤其是砷含量較高的水產）或飲水的時候攝入砷。其他途徑如透過呼吸和皮膚吸收等，則只佔微不足道的比例。

砷對健康的影響

慢性砷中毒會導致皮膚損傷、神經受損、皮膚癌及血管病變等。世界衛生組織已將飲用水中的砷列為致癌物質。

何減少砷的危害？

- 避免飲用地下水。
- 從事冶銅、冶金、採礦等相關工業的人員，工作時須穿著防毒口罩、防護衣、工作鞋等。

幾年前，新聞報導連速食店的炸油也含重金屬砷，而且超過國家標準值的 9 ～ 11 倍，對長期吃速食民眾的健康危害，恐怕不低於長期飲用含砷地下水，建議喜愛吃速食的民眾，要多忌口了。

重金屬—汞

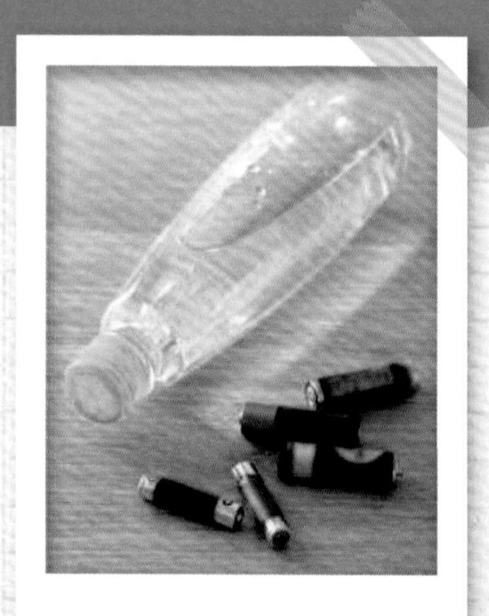

汞俗稱水銀，為銀白色液態金屬，在常溫下易蒸發。汞的用途廣泛，可應用於測量儀器（溫度計及血壓計）、電器及電子器材（恆溫裝置）、汞合金補牙填料，以及工業中生產氯氣和燒鹼等。

汞對健康的影響

長期攝入汞可能導致麻痺及觸覺、視覺、聽覺或味覺逐漸減退，記憶力和平衡力減退、失眠、手部顫抖及行為失常，以及腎功能受損等。

小叮嚀

- 體內的汞含量可以使用毛髮檢測，每人限量為50～200μg/g。
- 平日多補充蛋白質、維生素A、維生素E、鋅、硒、胡蘿蔔等營養素，發揮解毒作用，可防止及減輕汞中毒症狀。

如何減少汞的危害？

- 避免使用含汞的產品，例如用酒精溫度計代替金屬汞溫度計，使用無汞電池等。
- 儘量少食用大型深海魚（例如鮪魚、旗魚、鯊魚、鮭魚、大青花魚等）。
- 使用汞的場所應定期用碘薰蒸，清除室內汞的污染；含汞的廢氣、廢水和廢渣應回收處理。

天然毒素—植物性毒素

有毒植物化學成分約有生物鹼、配醣體、毒蛋白、生氰苷、皂素、苦味素及酮類化合物、草酸等酸性物質、鞣質等多種。

植物性毒素對健康的影響

- **含配醣體的植物**：如毛地黃、夾竹桃、萬年青。中毒時會產生嘔吐、視覺異常、心臟傳導阻礙、心律不整等，嚴重時可造成死亡。
- **含氰化物前驅物之植物**：如樹薯、杏仁、桃、枇杷等果實核仁。此類植物含有氰化物前驅物，如過程處理不當，服食後可在人體內分解產生氰化物，造成中毒，導致昏迷、休克、死亡。
- **含草酸之植物**：如姑婆芋、海芋。食用會導致口腔腫脹、疼痛、腹瀉等症狀。一旦吸收後可能導致草酸鈣形成，會引發抽搐、心律不整等。

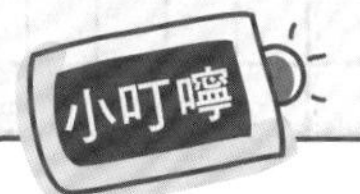

造成植物性食物中毒，通常是不認識有毒的植物或這些植物的加工品，亦或烹調加工方法不正確，沒把毒素去除。

如何減少植物性毒素的危害？

➡ 未能確定種類與名稱前，勿摘採景觀植物或野生植物作食物或藥用。

天然毒素—動物性毒素

動物性食物中毒多發生於食用魚類、貝類、甲殼類等。除了魚貝類本身毒素外，許多毒素的形成常與其食用食物有關。

動物性毒素對健康的影響

- **河豚毒素**：河豚毒性最強的部位在生殖腺卵巢，其次為肝臟，再其次為腸及魚皮。河豚毒具有耐熱性，但容易被強酸或鹼（如小蘇打）破壞。中毒時會知覺麻痺，抑制運動神經等。嚴重時會呼吸麻痺，中樞及末梢神經受損，最後窒息而死。
- **青皮紅肉魚類毒素**：過量食用不新鮮的魚，含有高量的組織胺，易引起面部潮紅、頭痛、暈眩、蕁麻疹等症狀，嚴重時會發生四肢麻痺、呼吸困難、嘔吐腹痛等狀況。
- **魚肝中毒**：食用高單位維生素 A 的鯊魚、鮪魚之魚肝，易造成發燒、頭痛、失眠等症狀。
- **貝毒素**：貝類食物中毒的主因是貝類攝食有毒藻類、雙鞭毛藻類等，而將毒素囤積在消化器官，如肝臟、消化腺、中腸腺等。可分為麻痺性貝毒、腹瀉性貝毒、神經性貝毒等。其中以麻痺性貝毒最普遍而嚴重，嚴重時可能致死。

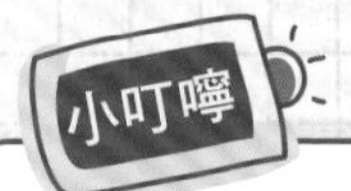

生熟食物要分開存放，水產品建議煮熟後再吃。

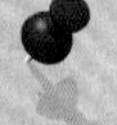

如何減少動物性毒素的危害？

➡ 食用河豚須經專業處理。高組織胺魚類不可食用過多，要妥善冷藏冷凍處理。

➡ 貝類食用前儘量去除其消化道。

天然毒素——細菌性食品中毒

常見細菌性食品中毒如下，第一類感染型，病原菌在食品繁殖，隨食品進入人體，典型代表的是沙門氏桿菌、腸炎弧菌。第二類型毒素型，細菌污染食品後，於食品中大量繁殖並產生毒素，當人體誤食毒素（不需食入活菌體），引發食品中毒，典型代表是金黃葡萄球菌、肉毒桿菌。第三類中間型，病原菌進入人體後，在腸管內增殖，並同時間形成芽苞產生毒素，典型代表是病原性大腸桿菌。

細菌食品中毒對健康的影響

- **感染型**：腸炎弧菌和沙門氏菌共同的症狀有下痢、嘔吐、發燒等。
- **毒素型**：金黃色葡萄球菌的症狀是嘔吐、下痢、虛脫等，死亡機率幾乎為零。肉毒桿菌須視攝入毒素多寡而定，食入多量會造成胸膜肌肉麻痺，1 ～ 8 天窒息而死。
- **中間型**：病原性大腸桿菌會引起發燒、全身溶血、出血、甚至急性尿毒症。

如何減少細菌性毒素的危害？

➡ 海鮮類需煮熟再吃，避免生食。像砧板、刀具應區分生食或熟食專用。

➡ 調理食品時，按照規定步驟清洗手部，並戴帽子及口罩。身體有化膿、傷口者，不宜從事烹飪及食品調理工作。

小叮嚀

肉毒桿菌經常發生在醃漬、罐頭及嬰兒的蜂蜜攝取中，建議不要用蜂蜜取代葡萄糖餵食嬰兒。為避免細菌，所有食品都應避免污染、注重冷藏和加熱。

天然毒素——徽菌性食品中毒

徽菌性食品中毒，以黃麴毒素為典型代表，是一種有強烈生物毒性的化合物，喜愛生長在穀類食品。常由黃麴霉及另外幾種徽菌在霉變的穀物中產生，如米、豆類、花生、玉米、稻米等。醃製類食品，在醃製及長徽的食品加工過程，也會導致黃麴毒素污染，如鹹菜、梅乾菜、豆腐乳、豆瓣醬等。

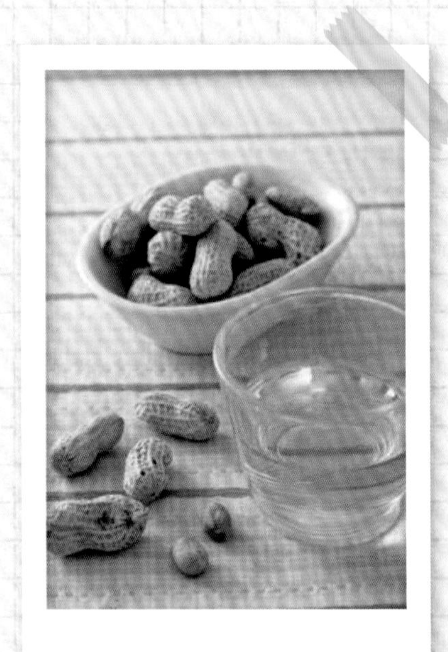

黃麴毒素生長的條件須要有相對濕度及溫度，以台灣的環境並不是那麼容易生長，所要防範的就是大陸及東南亞進口的製品。

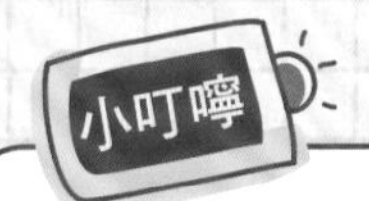

黃麴毒素喜歡高溫、高濕的環境，一般的烹飪方式並無法去除，如果用烤箱烘烤花生或核桃，可以去除 20 ～ 40%的毒素。

黃麴毒素對健康的影響

黃麴毒素不只是毒素也是致癌物質，微溶於水而不溶於油脂等非極性溶劑。大劑量食入，則會引起肝毒性發炎、肝出血及肝細胞壞死；長久低劑量食用，容易導致肝細胞突變，造成肝癌的發生。

如何減少黃麴毒素的危害？

➡ 儘量少吃醃製食品，尤其是進口類的醃製品。

➡ 儘量購買真空包裝的米、豆、麥、五穀雜糧及其他食物製品。一旦打開包裝袋後，最好置於冰箱內保存，並在一定期限內吃完。

➡ 家禽食入受黃麴毒素污染的飼料可能性極高，故應少吃動物內臟，特別是肝臟部分。

➡ 無論是購買花生或是花生製品及五穀類，都儘量避免購買大陸、東南亞進口的食品，尤其是進口穀類一有霉味就立即不要食用了。

➡ 如果要買花生，儘量買帶殼的花生，因為買花生仁比較不能確定其新鮮性以及是否為台灣生產。

Chapter 7

這些食物安全嗎？

近年來，黑心食物的新聞事件層出不窮。隨著食品科技的發達，我們不費吹灰之力就可以享用很多美食。但也造就很多食品以假亂真，一再重複出現「假食物」的社會亂象。

因為充斥著越來越多的黑心食品，使大眾渴望回歸自然，擁抱健康，所以更多的關心消費者也發出很多的疑問，這些食物衛生嗎？安全嗎？本章就針對你常見的食品安全問題，解開你心底的最深的疑惑。

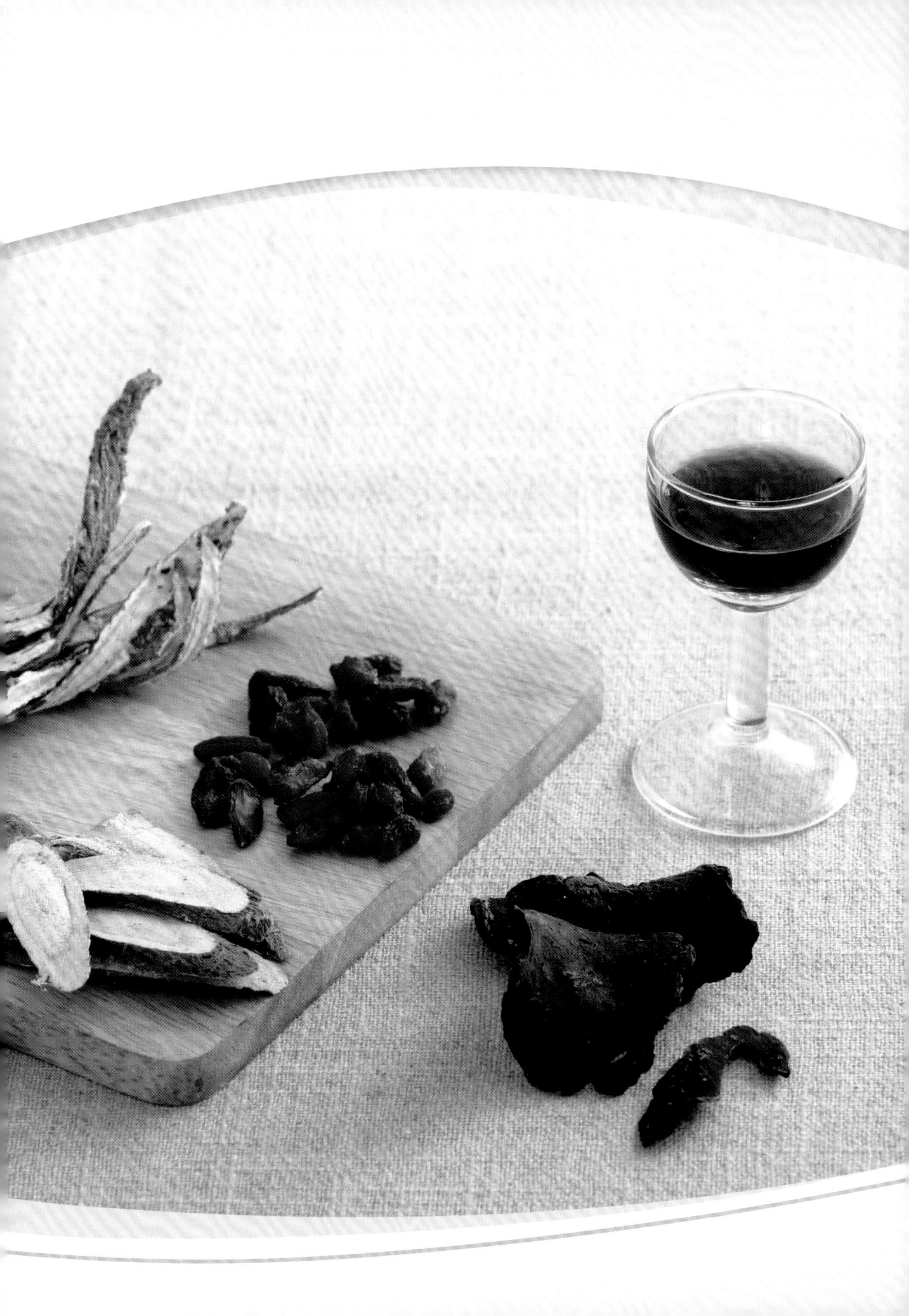

我想冬令進補，又憂心中藥材的選擇？

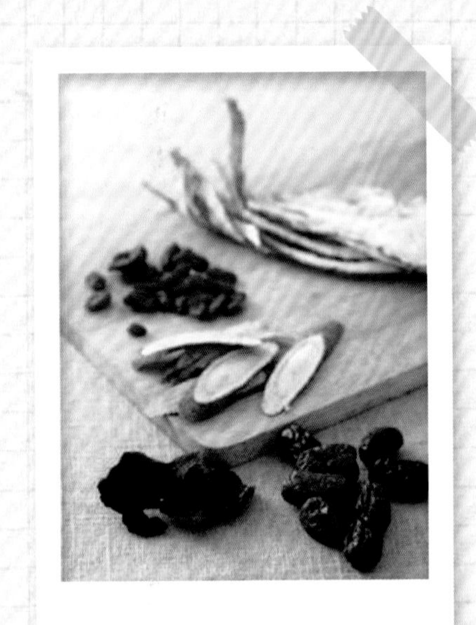

冬天即將來臨，許多人想到冬令進補，免不了有幾樣常見的中藥上場，像是當歸、黃耆、枸杞、紅棗、人蔘、杜仲這些常見的藥材，你是否真正了解其功效呢？這幾年，新聞開始不斷播報接二連三的中藥中毒事件，你是否也會憂慮中藥的來源問題呢？

過去，國人總是有著中藥材藥性溫和的觀念，認為中藥可以「有病治病，沒病強身。」其實「是藥三分毒」，如果沒有正確的服藥知識，只會誤信偏方，盲目進補，不只傷了銀子，又傷了身體，才划不來的呢！

建議想買中藥，或是想吃中藥的民眾，一定要謹慎，才能為自己的健康把關，首先要謹記以下五個原則：

一、建立正確的中藥知識：

如果想吃中藥，建議民眾可以多買介紹中藥材相關的書籍，不僅可以了解藥材的功效，也可以根據自己的體質，選擇適合的藥材。

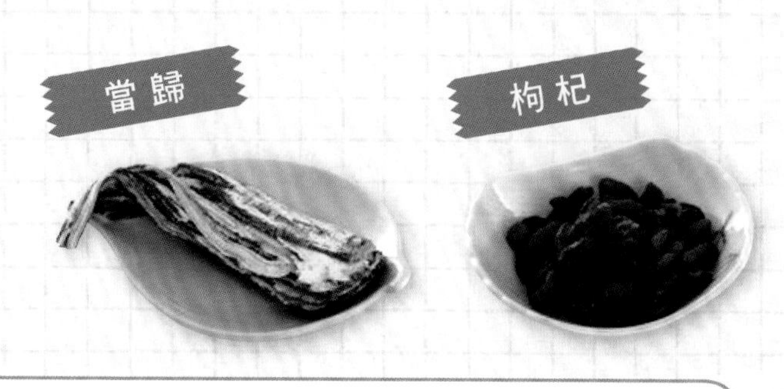

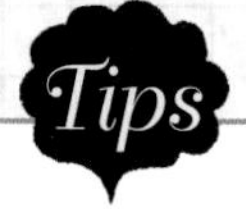

如何購買令人安心的中藥呢？

方法 1　來源

購買中藥的來源一定要清楚，像是有行政院衛生署核准的中藥行，或是各縣市的醫院中醫部、中醫診所。不要去來源不明的地下藥房、攤販、國術館購買。

方法 2　顏色

各種藥材的顏色是固定的，像是曬乾的枸杞為鮮紅中帶點深紅色，紅棗為深紅帶點紫紅色，當歸呈黃白色，黃耆為黃色，杜仲為黑色等。

方法 3　味道

有些藥材有特殊的香味或氣味，像是薄荷、甘草、肉桂、山楂，這些藥材需要經過品嚐才能判斷。

方法 4　價格

從原產地的中藥，通常價格合理或稍高，但品質也較好。

方法 5　大小質地

每種藥材的大小、粗細、厚薄均有一定的幅度，是軟、硬、鬆、緊，皆有一定特徵。

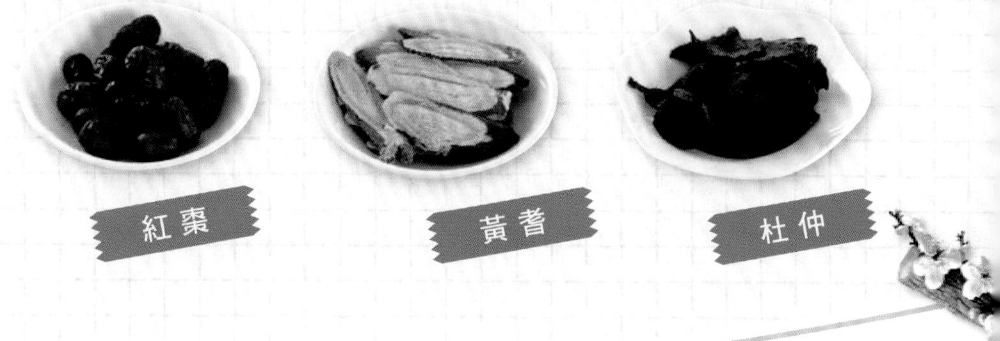

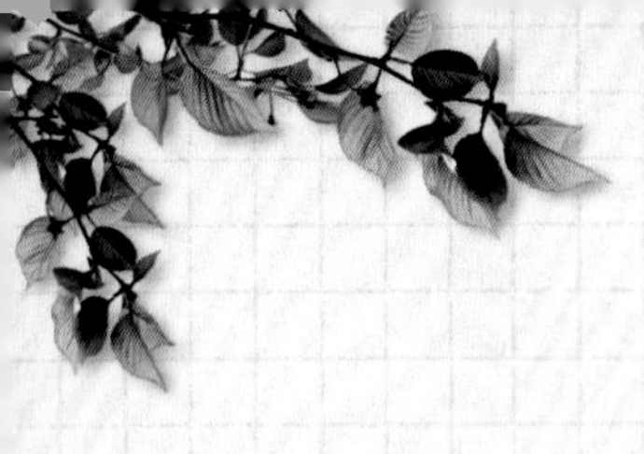

二、詢問中醫師：

如果對購買中藥有疑慮，應該去醫院或診所請教專業的中醫師，請醫師根據自己的狀況，開立處方，不要盲目的誤信民間偏方，也不要自以為是當自己的醫師。

三、慎選中藥行：

可以多觀察、多比較，選擇信譽好及專業知識較足的中藥行，亦可以在合格的中藥行買固有的成方。而這些合格的中藥房通常藥材種類齊全，並能提供基本的諮詢服務。

四、了解藥材的功效：

如果要吃中藥，應該對每一種藥材的屬性、功效、主治、禁忌有所了解，不要一味迷信偏方。

五、觀察藥效：

服用每一種中藥時，應根據自己的體質與出現症狀，觀察服藥後的反應，是否有良好的成效還是不良效果。或是服用中藥製劑時，若出現異狀，應立即去詢問專業或有經驗的藥師，請他們酌量增減每一種藥材的份量。

什麼是基因改造食品，對健康有影響嗎？

相信你在逛超市或有機商店的時候，一定會去注意到陳列架上的食物標示，越來越多強調不含基因改造成分的標示或廣告。但是，你知道基因改造是什麼意思嗎？也許這個名詞你常常聽見，可是，卻似懂非懂，也感到有點好奇不安，是否基因改造的食品，就會影響健康呢？

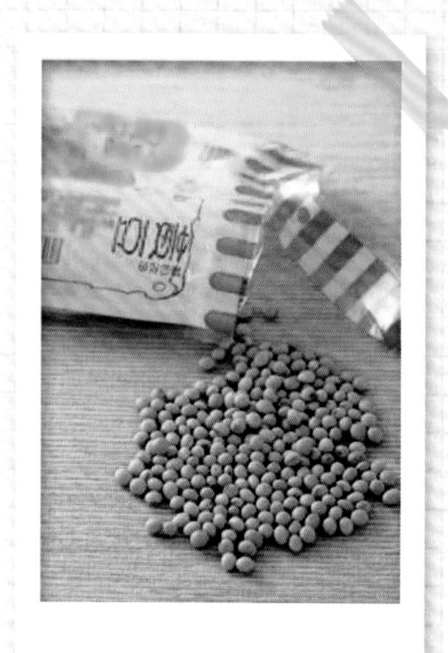

何謂基因改造食品？

基因改造食品，是指用人為的方法，改變物種的基因排列，例如說基因工程的方法或分子生物的技術，把一段遺傳物質轉移到另一個生物體中，產生的這個新的東西，叫做基因改造食品。例如：科學家認為北極魚的基因有防凍作用，於是將其分離、抽出，再植入番茄的體內，育成新品種的耐寒番茄。

而目前市面上最常見的基因改造食品，是來自基因改造的大豆和玉米，像是基因改造的大豆可製成醬油、豆漿、豆腐乳，基因改造的玉米則可製作成玉米油、玉米餅、糖漿等。

發展基因改造食品的目的為何？

面對未來越來越多的人口，土地及水資源的減少，基因改造的用意在於：

1. 提高農作物的產量，以餵養地球越來越多的人口。
2. 加快作物生長的速度，或是增強對環境的抵抗性。
3. 降低生產成本、增加營養成分，或延長保存的期限等。
4. 採用生物技術使環境利用率增高，使環境得以永續利用。
5. 因為是基因改造，可增加食物多樣化，並提升品質。
6. 可改變農作物的特性，生產特殊創新的產品。

發展基因改造食品的缺點？

1. 可能破壞生態平衡，可能會令某種生物瀕臨絕種。
2. 基因改造的種子若在大自然中擴散，可能會造成基因污染，擾亂生態自然規律。
3. 可能會產生超級野草，不怕農藥與其他天敵，威脅到其他植物族群。
4. 基因改造後，若與其他微生物接觸，會產生新的危險病源，使得改良的動植物可能感染新病毒，進而傳給人類。
5. 改變基因的作用有時是加快農作物生長速度，但這種催生速度可能使食物營養價值降低。

發展基因改造食品安全嗎？

世界衛生組織指出，目前在國際市場上販售的基因改造食品都已通過風險評估，不大可能對人類健康帶來風險。所以，目前可以確定基因改造食品對人體健康「沒有立即的危險」。

但因改造食品潛在危險可能來自於，基因工程食品除了可能造成減少物種多樣化、跨物種問的疾病傳染、破壞生態平衡外，也可能對食用者的健康產生一些影響，例如基因工程食品可能會產生新的毒素或過敏源等。

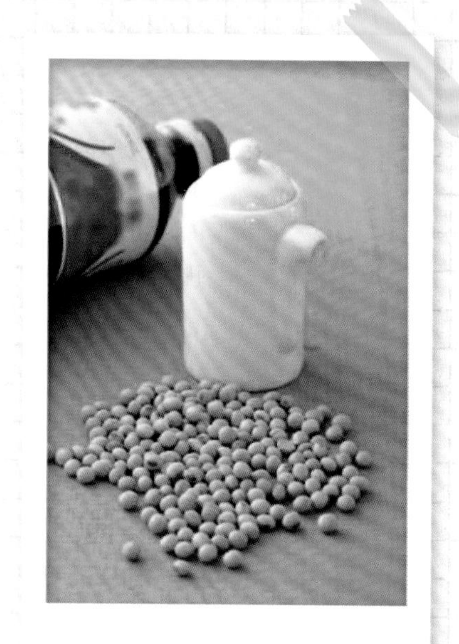

究竟要不要吃基因改造食品？

越來越多的國家已著手研究將基因工程運用於農作改良，以後的基因改造食品將會越來越多，基於對人體健康和環境影響並沒有定論，你可以依自己的理念與價值觀去判斷優、劣，並決定要不要吃基因改造食品。

如何分辨酒的真偽與優劣？

現今社會仿冒技術越來越發達，很多商品與食品都以假亂真，而這幾年來，假酒事件更是頻傳，奉勸各位消費者要購買酒類千萬要謹慎，千萬不要盲目的貪小便宜，或購買來源不明的酒，要是買到假酒，那可就賠了銀子又傷身。

何謂假酒？

所謂「假酒」就是以工業酒精（含有大量的甲醇）為原料仿冒有品牌的「真酒」。雖然真正可飲用的酒類也含有少量的甲醇，但只要不超過國家規定 0.04 克 /100 毫升的標準即符合飲用酒的標準。

但是，「假酒」含有大量甲醇的工業酒精，經脫色蒸餾後製成，蒸餾的過程並沒有辦法完全分離甲醇，因此假酒中的甲醇含量，會大大的超過標準值，飲用甲醇約 8 ～ 36 小時候會出現症狀，輕則頭痛、頭暈、嗜睡，重則出現昏迷、休克，甚至死亡。

五招鑑別酒的真偽優劣

一、從標籤看：

注意看標籤的印刷要清晰，黏貼要平整。若標籤經過仿造翻印，其紙質、字體較為粗糙、不均勻。

二、從標示內容看：

應明確標示製造廠商或代理商（進口商），並有詳細的名稱、地址、聯絡電話、製造日期、原料、容量、成分，若標示不明，切勿購買。

三、從酒的瓶蓋看：

品質好的酒，封套應為緊密完整無瑕疵，瓶蓋栓緊後不會有鬆動或漏酒現象。假酒材質較硬、旋轉時不易開啟或斷裂。

四、將酒瓶到置：

將酒瓶緩緩倒置，會發現真酒的酒液呈透明，瓶底清澈光亮，而假酒則混濁或有不明沉澱物、懸浮物。

五、聞和嚐：

真酒有特殊濃郁的酒香、水果香，香味協調，不嗆喉，口味柔和，假酒聞起來可能有酸味、怪味、辣味、雜味，喝起來會刺激咽喉。

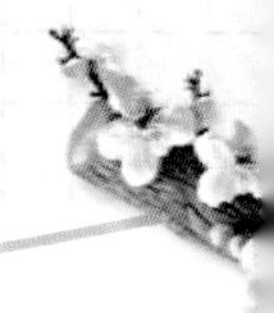

所有魚類都有重金屬污染嗎？

過去，大家都知道吃魚很健康，懷孕的媽媽多吃魚，寶寶才會頭好壯壯，還有醫學研究證實，吃魚不但會變聰明，還可以預防老化。更有醫學報導指出，吃魚比較不會有心血管疾病的問題。但現在，吃魚，容易讓人引起重金屬，很多人，都嚇得不敢吃魚了。

深海魚類重金屬污染嚴重

近年來海域受人為的污染，經過許多醫學報導顯示，重金屬大多存在於大型深海魚，像是鮪魚、鮭魚、鯊魚、鱈魚、鯖魚的內臟、魚頭、眼窩與皮下脂肪中。尤其孕婦特別要避免這些食物，因為其可以透過胎盤或母乳垂直傳給下一代，會對成長中孩子的健康產生影響。

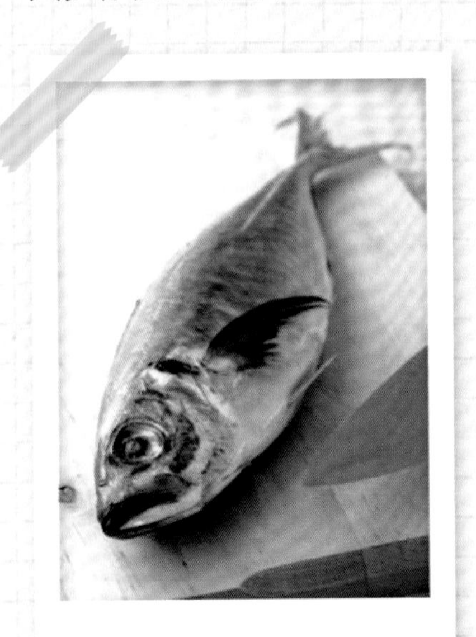

魚類本來有豐富的蛋白質及ω-3脂肪酸，可以預防心血管疾病，並且保護視力，現在環境污染問題，讓人憂心忡忡，不過，只要不要長期攝取金屬濃度過高的魚，應該是不會有太大的問題。

要吃健康的魚多遵守以下原則

原則 1：儘量選擇擇體型小、生命周期短的淡水或養殖魚類，例如吳郭魚、草魚、鯛魚、鯽魚、鯉魚等。

原則 2：不要吃可能重金屬含量較高的皮、脂肪、內臟與魚卵等部分。

原則 3：少吃大型深海魚，減少食用馬頭魚、鯖魚、旗魚與鯊魚等四種含汞量超過 1ppm（百萬分之一）的魚類。

原則 4：避免長期食用同一種魚類，或長期在同一魚販購買漁產品，不同的魚類輪流吃，比較能分散風險。

原則 5：吃魚應該以蒸、煮的烹調方式為佳，用蒸、煮的魚，不只可以吃出魚的新鮮、原味，還可以避免因油炸、紅燒等方式吃進過多的調味料與油脂，吃起來健康又安全。

如何辨別
蜂蜜的真偽與優劣？

蜂蜜是蜜蜂從開花植物的花中採得的花蜜、蜜露和植物外分泌物，在蜂巢中釀製的蜜。蜂蜜的成分除了葡萄糖、果糖之外還含有各種維生素、礦物質和胺基酸。

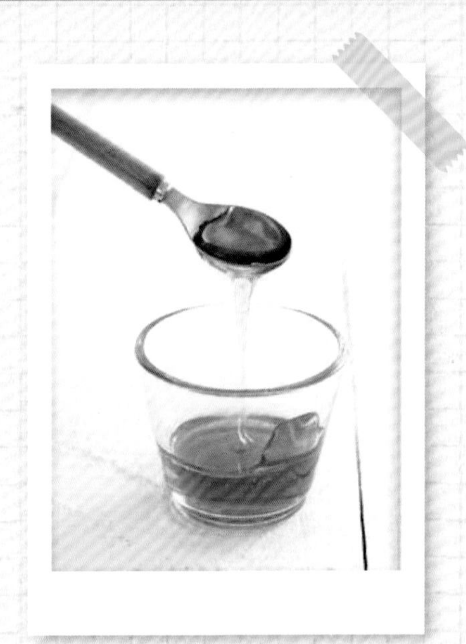

純的蜂蜜是不添加任何的糖類及化學添加物，但不肖業者會在蜂蜜中加入增稠劑或是使用高果糖糖漿欺瞞消費者，所以，在選擇蜂蜜時，一定要小心注意。

選購蜂蜜三妙招

一、選購瓶裝的蜂蜜：

最好選購經過國產蜂蜜認證的瓶裝蜂蜜，不要到來源不明的攤販購買，並且要注意標籤上的廠商標示，以及製造日期，最好選擇近期生產的為佳。

二、看清楚食品標示：

純正的蜂蜜不可有其他任何添加物，若食品的成分有蔗糖、高果糖糖漿等，都建議不要購買。

三、看顏色選擇蜂蜜：

由於蜜源不同，每瓶蜂蜜顏色深淺也不一，一般來說顏色深的蜂蜜會比顏色淺的蜂蜜所含的礦物質較豐富，根據農糧署提供選購優良蜂蜜方法，如果是真蜂蜜，將手指貼在瓶後，會看不清楚手指。

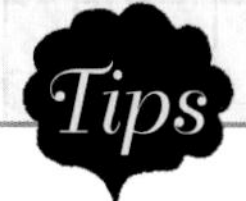

買回來的蜂蜜三招快速鑑定法：

方法 1　嚐一嚐

純正蜂蜜有濃郁的花香味，入口即化，摻假的蜂蜜入口不易溶化，有異味和雜質。

方法 2　滲透

將蜂蜜直接滴在白紙上，純正的蜂蜜不易滲出，而加了水的蜂蜜則會逐漸滲開。

方法 3　試黏稠度

看蜂蜜的黏稠度：一般來說，越純的蜂蜜，黏稠度越大，如果用一根筷子插入其中後，可以看到蜜絲拉得很長；如果蜂蜜不純或含水量高，則會有拉絲斷裂或無拉絲的情況出現。

什麼！原來這些食物都有漂白？

過去，我們只要看到食品看起來潔白、鮮豔，就會有很可口的誤解。而近幾年來，健康意識高漲，很多新聞揭露許多看起來很潔白的黑心食品都是經過漂白的結果，讓消費者買東西，不再敢見「白 」選物。這麼說來，我們應該留心那些食物，可能因為顏色太漂亮，或是太白而增添了漂白劑呢？

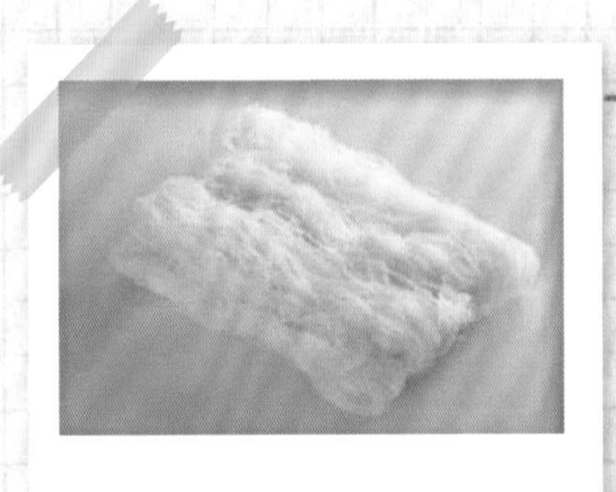

米粉

不要選擇顏色太白的米粉，因為可能含有過量的漂白劑，一般人吃過量會有嘔吐、腹瀉、呼吸困難的症狀。

魚丸

購買魚丸時，應該選擇魚丸的原色，那種顏色過白、口感過 Q 的魚丸都很可能加了雙氧水和硼砂，雙氧水即過氧化氫，食品用 3% 過氧化氫殘留，食用者可能會有嘔吐、噁心、腹脹、腹瀉等不適症狀，硼砂若積存於人體中，可能會引起慢性中毒，導致食慾減退、體重減輕，重則可能有休克、死亡的危險。

白木耳

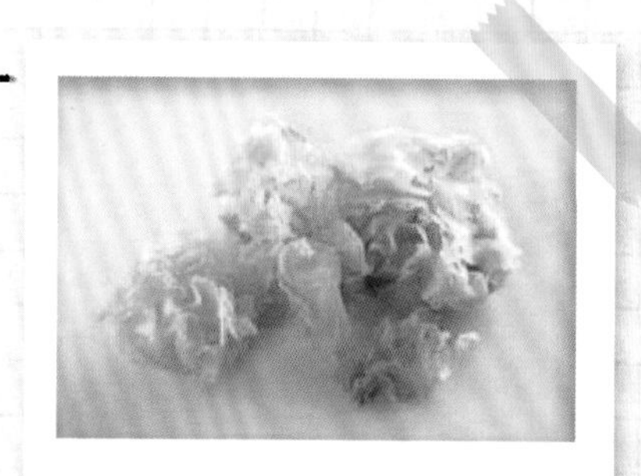

千萬不要買那種看起來非常純白的木耳，那種很純白的木耳很有可能是加了二氧化硫漂白的，二氧化硫具有漂白、消毒的作用，但如果消費者食用過多，則有嘔吐、呼吸困難等症狀。

金針菇

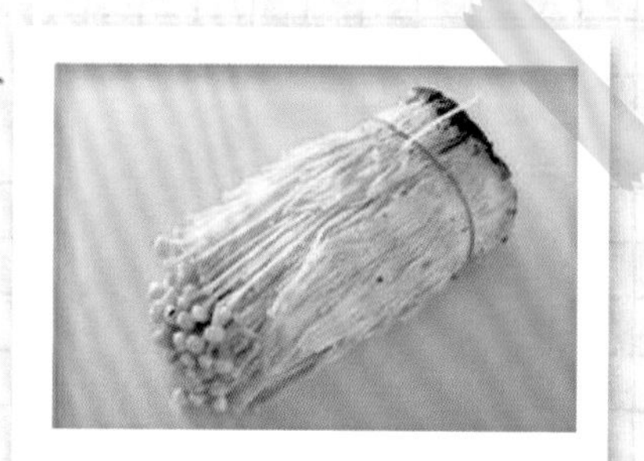

不要選那種太潔白的金針菇，最近台北市衛生局檢驗，結果發現，市售的金針菇有過半是「二氧化硫」殘留量超標。一般來說，正常曬乾的金針菇，顏色是略偏黃褐色。所以，很多業者會用二氧化硫進行漂白處理。如果買回來的金針菇，想要去除二氧化硫，不妨泡在 45℃的溫水中，重覆步驟 2 ～ 3 次，再開蓋煮沸 3 分鐘，如此二氧化硫便會慢慢揮發。

蒟蒻

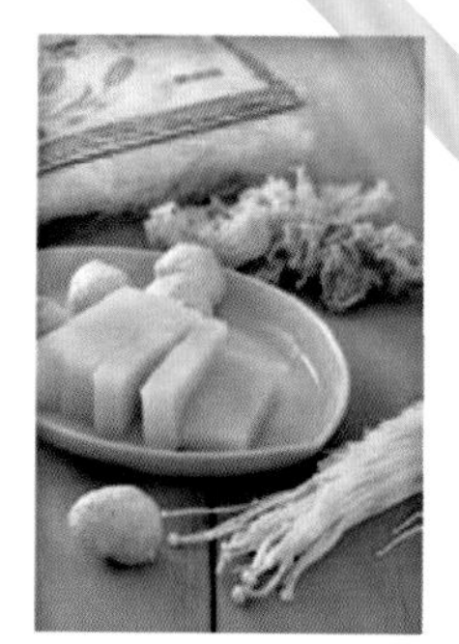

高纖維、低熱量的蒟蒻，近年來成為愛美的女士的減肥瘦身聖品，但蒟蒻也不要買太白的，前幾年的新聞報導，有檢驗中國蒟蒻殘留二氧化硫超過標準的 70 倍。根據醫學報導顯示，這些蒟蒻一旦食用過量，將導致過敏、氣喘發作。

市面上的茶葉良莠不齊，要如何挑選？

茶葉的種類很多，有綠茶、烏龍茶、紅茶等，各種茶葉的功效和外觀也不一，而且茶葉的價格通常沒有公定標準，讓人很難判斷究竟是黑心茶葉還是良心茶葉，不過還是可以從以下幾點來鑑別茶葉的好壞、優劣。

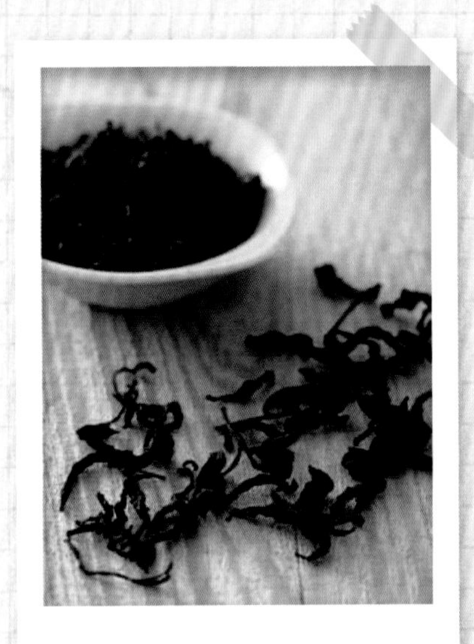

Tips

鑑別新茶與舊茶有撇步：

撇步 1　茶的手感

新茶手感乾燥，輕輕一捏即成粉末。

撇步 2　茶的湯色

經沖泡後，新茶清香撲鼻，芽葉充分舒展，湯色澄清，舊茶則芽葉萎縮，湯色灰暗。

撇步 3　茶的外觀

新茶外觀新鮮，條索勻齊，舊茶外觀灰暗，條索雜亂。

Tea

選茶葉看這邊

一、看色澤：

看茶葉的顏色和光澤，像是紅茶的色澤有烏潤、褐、灰枯的不同，綠茶有嫩綠、青綠、青綠和光潤與乾枯的不同，以紅茶應選擇烏潤，而綠茶應選擇嫩綠光潤者為佳。

二、看條索：

條形茶的外形叫條索，選擇時以緊而細，圓而直，茶身勻實、齊為佳。

三、看協調度：

可攤開一把茶葉，放在白紙上，如果茶葉含梗和其他非茶類的雜屑，而且茶葉顏色雜亂不協調，就可能摻有假茶之嫌。而新芽的茶葉勻齊，比較無斷碎。

四、聞氣味：

可聞聞茶葉的氣味，如果有茶葉固有的清香、芳馥則為好茶，如果有煙、焦、酸、腥或其他氣味者，很可能是受污染的茶葉。

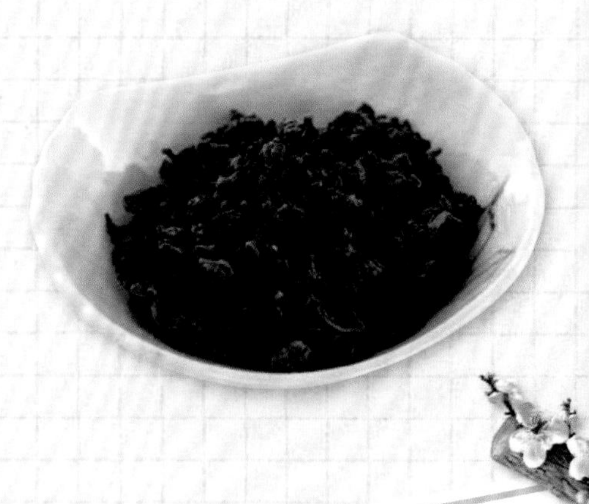

白果食用過量是否有毒？

原產於中國的銀杏，據說恐龍時代就已經存在的植物，具有活化石之稱。銀杏能在最惡劣的環境中生長，具有驚人的耐力，銀杏樹的果仁稱為「白果」。

在古書《本草綱目》的記載中說到：「白果具有熟食溫肺、益氣、定喘嗽、縮小便」的功能。

目前在市面上有許多用銀杏製成的口服液、膠囊狀、錠劑頗受歡迎，很多醫學報導及廣告也宣稱銀杏具有改善記憶力的效果，且近年來銀杏的保健食品，在日本及歐美國家等一直都名列健康食品市場銷售前幾名。

銀杏葉和白果除了是很好的中藥材，將白果用來料理也非常美味，無論是炒、蒸、燴、煮，或是與豬肉、牛肉、羊肉一起烹調，都十分美味。

白果安全吃法：

- 每次吃白果一定要煮熟，不要生食。
- 白果仁外面有一層皮，這層皮是有毒的，而且很難剝去，建議可以放在一鍋水加熱，水開了就可以將這層皮剝去。
- 建議兒童每次服用不要超過五粒，成人每次不要超過二十粒。

白果的外種皮含有毒性成分，如白果酸、氫白果酸、白果酚、白果醇等，故白果不可生食，要煮熟才可食用，而且不宜大量食用，建議每次用量在9公克以下。尤其是小孩更要注意，曾有新聞報導表示，西安有兩位小朋友吃了一斤的白果，結果出現中毒症狀，會表現出腹痛、腹瀉、噁心、昏迷、嗜睡等。

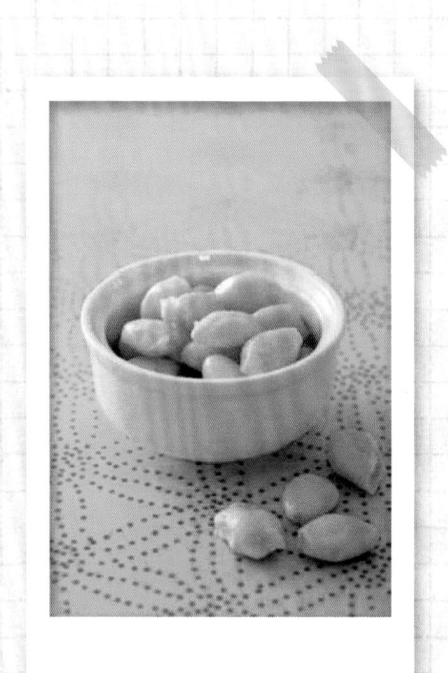

白果的營養及料理

由於白果含有微量氫氰酸，尤其是芯（綠胚芽）的部分毒素含量最高，它含有多種營養元素，像醣類、蛋白質、脂肪，還含有維生素C、胡蘿蔔素、鈣、磷、鐵、鉀以及銀杏酸、白果酚等成分，還有抑菌和殺菌功能的白果酸，降低膽固醇的白果雙黃酮等。白果可以和腐竹、肚片一起熬粥，和西芹、白合一起炒白果，和烏骨雞一起煮成白果雞湯，和銀耳、蓮子一起煮成甜湯，營養美味又豐富。

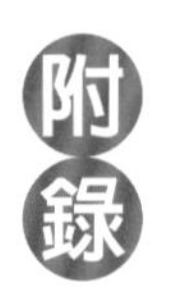

常見的食物錯誤搭配

加工食材配錯組	產生健康危害
酒＋咖啡	有些人習慣喝酒後用咖啡醒酒，但反而會產生頭痛及加速血液循環，增加心血管的負荷。
酒＋茶	有人習慣以喝茶來解酒，但此時酒精轉化為乙醛來不及分解就從腎臟排出，會加速腎臟負擔，影響腎功能。
咖啡＋吸菸	香菸中的尼古丁加上咖啡中的咖啡因，會阻礙生長發育並有有發癌症的可能。
咖啡＋乳酪蛋糕	咖啡中的草酸容易與乳酪中的鈣質形成草酸鈣，影響對鈣質的吸收，並有結石的可能。
奶茶＋珍珠	即使加了鮮奶，茶中的單寧酸也會減少鈣、鐵的吸收，而且不只是高熱量，含磷量偏高也會加重腎臟負擔。
奶茶＋奶油蛋糕	蛋糕裡的奶油和奶茶裡的奶精，這兩者可能都隱藏著反式脂肪，增加罹患糖尿病、心血管疾病的風險。
牛奶＋巧克力	巧克力會影響牛奶中鈣質的吸收，進而影響發育或引發骨質疏鬆症。
汽水＋巧克力	兩者加起來高熱量、高糖、高脂肪，容易肥胖，有引發三高（高血壓、高血脂、高血糖）的危機。
汽水＋鹹蛋	兩者搭配會影響人體對鈣質的吸收，影響發育或引發骨質疏鬆症。
紅茶＋皮蛋	皮蛋含鉛量高，紅茶會影響皮蛋中鐵質的吸收，這樣吃對健康無益。
可樂＋烤肉	燒烤食物的環芳香碳氫化合物與可樂裡的咖啡因都容易產生致癌物質。
乳酸飲料＋火腿（香腸）	火腿中的亞硝酸鹽碰上乳酸飲料中的有機酸，容易產生致癌物質。
酒＋小魚乾	小魚乾高鈉搭配酒精容易口渴，並加重腎臟負擔，而且兩者都是高普林食物，痛風患者更不適宜。
啤酒＋臘肉	容易致癌物質亞硝胺及有害化學物進入肝臟，傷害肝細胞。
火腿（香腸）＋硬起司	火腿中的亞硝酸鹽加上硬起司的胺類物質容易產生致癌物質。
火腿（香腸）＋臘肉	火腿和臘肉製造過程都添加亞硝酸鹽容易產生致癌物質。

天然食材配錯組	產生健康的危害
豆漿＋蜂蜜	豆漿中的蛋白質和蜂蜜中的有機酸會產生變性沉澱，無法被人體吸收，對健康無益。
豆漿＋生雞蛋	生雞蛋會阻礙人體吸收生物素而引發疲勞、皮膚炎的危險，同時生雞蛋也容易受沙門氏菌感染，破壞豆漿的營養。
啤酒＋海鮮	海鮮和啤酒都是高普林食物，常常一起食用容易引發痛風機率，尤其痛風患者應更嚴格避免。
楊桃＋葡萄柚	楊桃與葡萄柚都屬於性寒的食物，纖維質過多容易瀉肚子，尤其腎功能不良者更不宜吃楊桃。
白蘿蔔＋紅蘿蔔	白蘿蔔含豐富的維生素C，紅蘿蔔的維生素C分解酶卻容易削弱白蘿蔔的營養價值。
花生＋蓮子	花生和蓮子都屬於高鉀食物，會出現血鉀濃度過高，常食用嚴重的話可能會有心跳加速、心律不整的風險。
茶葉＋蛋	茶葉中的單寧酸會與雞蛋中的鐵質結合，影響鐵質的吸收，並且容易影響胃腸吸收。
韭菜＋蜂蜜	韭菜中的維生素C容易被蜂蜜中的礦物質離子氧化而失去效用，而且兩者一起吃容易腹瀉。
苦瓜＋鹹蛋	苦瓜含高鉀，鹹蛋高量鈉鹽，會影響苦瓜的功效，尤其想利用苦瓜來降血壓的高血壓患者更不適宜。
蘆筍＋干貝	蘆筍和干貝都是高普林食物，常常一起食用容易引發痛風機率，尤其痛風患者應更嚴格避免。
芹菜＋魷魚	芹菜中硝酸鹽會和魷魚中的多胺類結合容易形成致癌物質亞硝酸鹽。
番茄醬＋魷魚	魷魚和番茄醬都屬於高鈉食物，多吃會增加腎臟負擔，並引發高血壓的風險。
柿子＋螃蟹	柿子中的鞣酸容易與螃蟹中的蛋白質結合，會在胃中凝固成塊，凝成柿石，會引發腹瀉、腹痛、嘔吐的危險。
檸檬＋雞肉	雞肉中的蛋白質或與檸檬中的鞣酸結合，會使腸胃不適，引起腹痛、腹瀉、消化不良的反應。
魚＋豬、牛油	魚本身含有不飽和脂肪酸，若用動物油（飽和脂肪酸）油炸處理會導致膽固醇增高，增加心血管疾病的風險。

附錄 世界衛生組織公布的全球十大垃圾食物

一、油炸類食品

1. 導致心血管疾病元凶（油炸澱粉）
2. 含致癌物質
3. 破壞維生素，使蛋白質變性

二、醃製類食品

1. 導致高血壓、鼻咽癌，腎臟負擔過重
2. 影響黏膜系統（對腸胃有害）
3. 易得潰瘍和發炎

三、加工類肉食品

1. 含三大致癌物質之一：亞硝酸鹽（防腐和顯色作用）
2. 含大量防腐劑（加重肝臟負擔）

四、餅乾類食品（不含低溫烘烤和全麥餅乾）

1. 食用香精和色素過多（對肝臟功能造成負擔）
2. 嚴重破壞維生素
3. 熱量過多，營養成分低

五、汽水可樂類食品

1. 含磷酸、碳酸，會帶走體內大量的鈣
2. 含糖量過高，喝後有飽脹感，影響正餐

六、方便類食品（主要指泡麵和膨化食品）

1. 鹽分過高，含防腐劑、香精（傷肝）
2. 只有熱量，沒有營養

七、罐頭類食品（包括魚肉類和水果類）

1. 破壞維生素，使蛋白質變性
2. 熱量過多，營養成分低

八、話梅蜜餞類食品（果脯）

1. 含三大致癌物質之一：亞硝酸鹽（防腐和顯色作用）
2. 鹽分過高，含防腐劑、香精（傷肝）

九、冷凍甜品類食品（冰淇淋、冰棒和各種雪糕）

1. 含奶油，極易引起肥胖
2. 含糖量過高影響正餐

十、燒烤類食品

1. 含大量「三苯四丙比」（三大致癌物質之首）
2. 一隻烤雞腿的毒性相當於 60 支香菸
3. 導致蛋白質炭化變性（加重腎臟與肝臟負擔）

什麼？我的廚房有毒！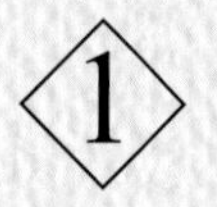

微博超過 3,250,000
粉絲狂推的食安寶典

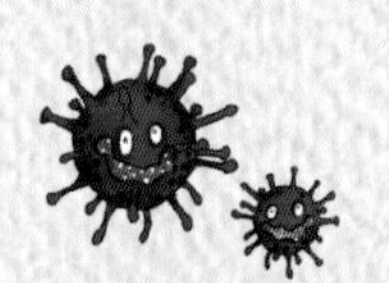

純天然≠安全

7項食物的奧秘 +14 種疑似致命的食物

對於食物的正確知識，您了解多少？

Q：蘋果核有毒不能吃嗎？有時候不小心碰到咬破的果仁，舌頭就有點苦，這是不是說明果仁裡面含有毒素？

A：部分水果的果核或種子是有毒的，比如蘋果、梨、桃等水果的種仁中含有氰苷，水解後會產生有毒的氫氰酸。
不過也不要太擔心，吃下幾粒是不會導致中毒死亡的。但也不是人人可以多吃的，容易拉肚子、消化不良的人最好別吃！

Q：苦食物有毒？但不是聽說苦瓜能排毒、減肥、美容嗎？

A：苦瓜、茶葉、咖啡等都含有苦味物質，但含量低、毒性小。不過，並不意味著這些食物適合每個人，也不代表可以天天大量吃。因為聽說夏天必須吃「苦」，天天勤奮吃苦瓜，造成慢性腹瀉的女性，我不止見過一個。我直接建議她們停掉苦瓜，過兩天腹瀉就好了。
苦味物質通常不利於消化吸收。長期拉肚子未必「排毒」，排掉的還有營養和活力呀！

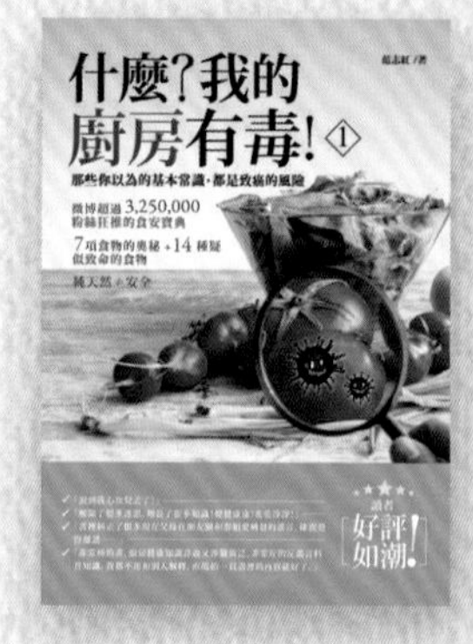

什麼？我的廚房有毒！（一）：
那些你以為的基本常識，都是你致癌的風
范志紅 著
定價 299元

那些你以為的基本常識
都是致癌的風險！！

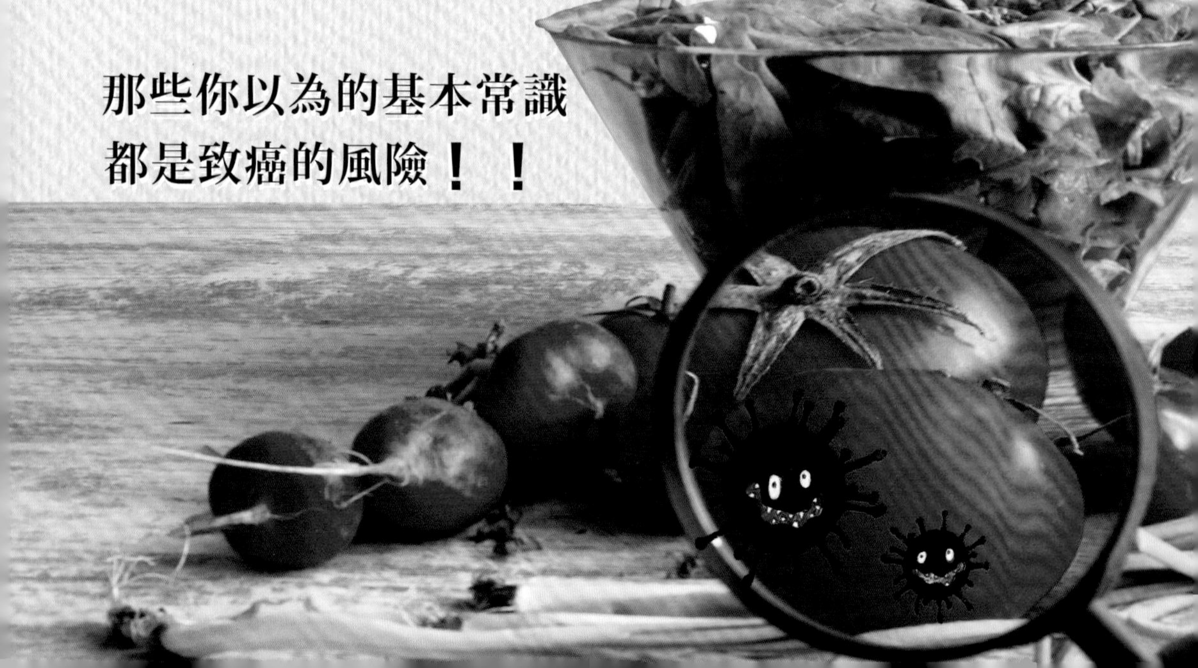

小心家裡的食品變成毒物。

Secrets from the kitchen

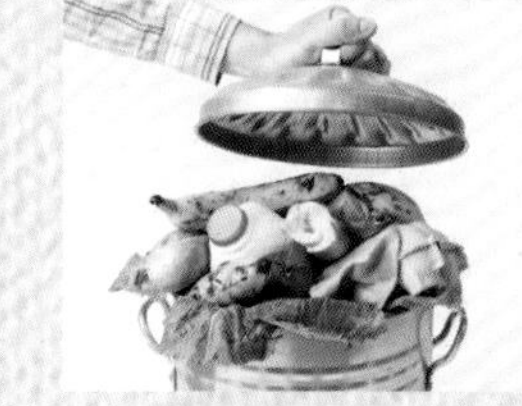

吃蔬果養生，竟吞下致病菌和蟲卵？！
餐廚用品好容易發黴，怎麼辦？
剩菜如何保存？怎樣化腐朽為神奇？
究竟是好油還是地溝油？馬上教你如何鑑別。

★13種食物中的致命陷阱
★自己煮≠健康

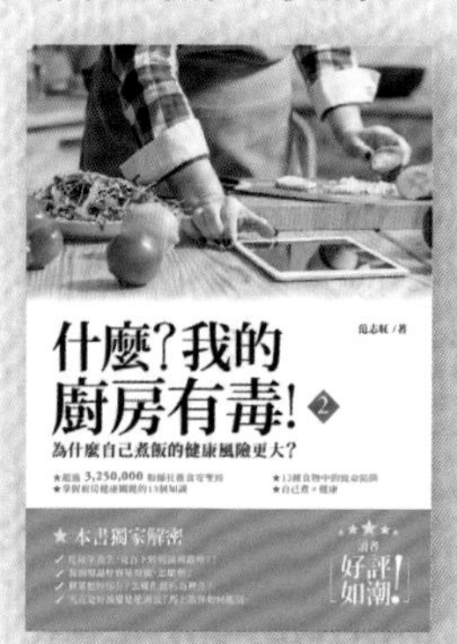

什麼？我的廚房有毒！(二)：
為什麼自己煮飯的健康風險更大？
范志紅 著
定價 320元

對於食物的正確知識，您了解多少？

Q：蘋果核有毒不能吃嗎？有時候不小心碰到咬破的果仁，舌頭就有點苦，這是不是說明果仁裡面含有毒素？

A：部分水果的果核或種子是有毒的，比如蘋果、梨、桃等水果的種仁中含有氰苷，水解後會產生有毒的氫氰酸。
不過也不要太擔心，吃下幾粒是不會導致中毒死亡的。但也不是人人可以多吃的，容易拉肚子、消化不良的人最好別吃！

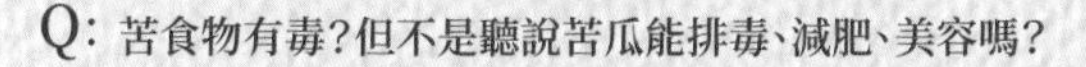

Q：苦食物有毒？但不是聽說苦瓜能排毒、減肥、美容嗎？

A：苦瓜、茶葉、咖啡等都含有苦味物質，但含量低、毒性小。不過，並不意味著這些食物適合每個人，也不代表可以天天大量吃。因為聽說夏天必須吃「苦」，天天勤奮吃苦瓜，造成慢性腹瀉的女性，我不止見過一個。我直接建議她們停掉苦瓜，過兩天腹瀉就好了。
苦味物質通常不利於消化吸收。長期拉肚子未必「排毒」，排掉的還有營養和活力呀！

★超過 3,250,000 粉絲狂推食安聖經
★掌握廚房健康關鍵的13個知識

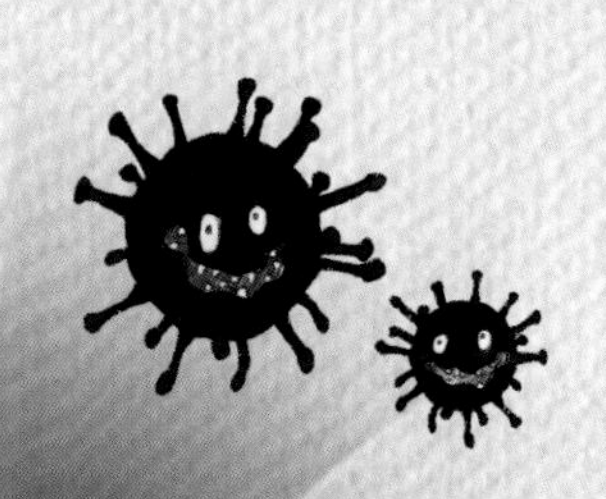

什麼？我的廚房有毒！2

為什麼自己煮飯的健康風險更大？

打造不受傷的身體

奧運防護員的十招萬用伸展操

・最快速的拉筋法，20秒立馬見效
・萬用拉筋術，奧運奪牌的幕後功臣
・「3-4-3-PNF」伸展法，讓你有更好的運動表現

◎ **別人 20 秒，我只花 2 秒；別人 100 招，我只用 10 招。**
一天最多 10 分鐘，養生何需遞辭呈？

◎ **免學解剖、不耗時，奧運防護師正是這樣教國手。**
30 年經驗首公開、只有 10 招，招招入骨。

◎ **不從「髖」開始，別說你懂拉筋！**
深入骨盆、調正龍骨，誰說越痛才會越有效。

所有痛、痠、緊皆源自錯誤、不當使用，「治痛」只是終結「表面症狀」，「不受傷拉筋術」才治本！讓你筋骨軟 Q 到 80，越老越自在！

一般的拉筋法都要 20 分鐘以上才會有效果，但最新的拉筋操不但可以讓你在 20 秒內立馬感受到筋骨軟 Q 的感覺，還可以重回手掌貼地的柔軟身段！再加上奧運選手絕不公開的「3-4-3-PNF」伸展法加持之下，你絕對不用再擔心運動傷害。

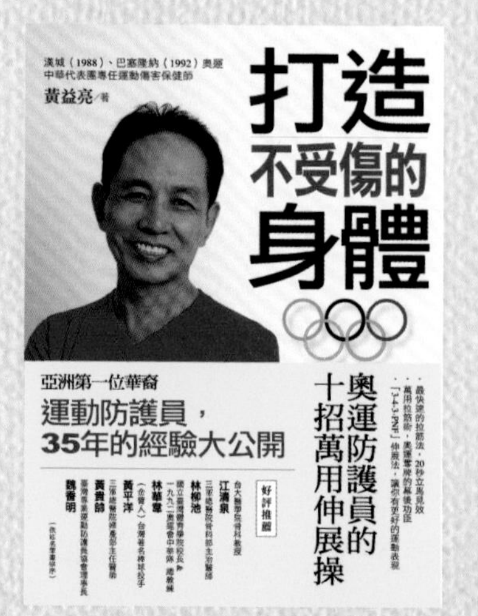

漢城（1988）、巴塞隆納（1992）奧運中華代表團專任運動傷害保健

黃益亮／著

定價 350元

獨寵女人的中醫天然食療祕方

養顏、補氣、調血的根本調養

自然養生×天然調養＝無負擔、無副作用的食療祕方

最健康的純天然食療與簡單易懂的穴道按摩，從根本重新調養，調經痛、補氣血、養脾腎、護美肌，專屬女人的中醫祕方。

養顏、補氣、調血的根本調養

每個月總是痛得天翻地覆，只能倚靠止痛藥度過嗎？
山楂桂枝紅糖湯補血益氣，紅酒燉蘋果緩解痛經。
除了擔心突如其來的痘痘，還開始煩惱逐漸出現的細紋嗎？
滋補三寶之一的阿膠煮粥能凝脂，薏仁甘草面膜祛痘不留痕。
經常心煩氣躁、頭昏失眠，為更年期的到來而恐慌嗎？
甘麥大棗湯養心凝神，代代雙仁茶寬中解鬱。

以持續的溫補取代見效快卻易傷身的西藥，
使單純的食療頂替不知名化學添加物的保養品，
讓身體從根本開始重新調養，對痛經、皺紋、更年期說掰掰！

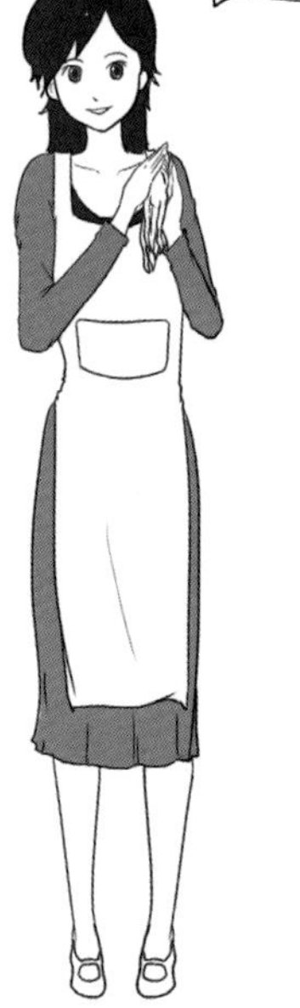

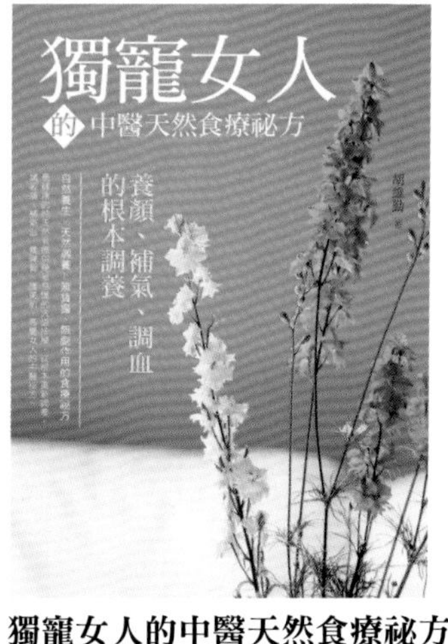

獨寵女人的中醫天然食療祕方：養顏、補血、調氣的根本調養

胡維勤 著
定價 350元／大喜文化

作者簡介

胡維勤

中國著名醫學家、保健醫師。1961年畢業於上海第二醫科大學醫療系，曾師從於知名內科醫師樂文照和知名老中醫祝諶予教授。1971年調至北京中南海門診部做專職醫療保健醫生，先後擔任數位政要、領導人專職保健醫生。被評為「有突出貢獻的醫學科學家」，著有多部醫療保健養生專書。

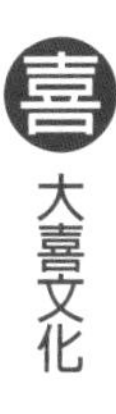

面對心血管疾病，問題總是不單純，
該如何下手：

檢查心臟功能，該做哪些項目？
心臟有毛病，你察覺得到嗎？
吃什麼食物能降低心臟病風險？
醫生建議清血管的食物有那些？
……若是想要解決心中大患，
請先解決心血管問題。

50歲以上必讀
搞懂你的心

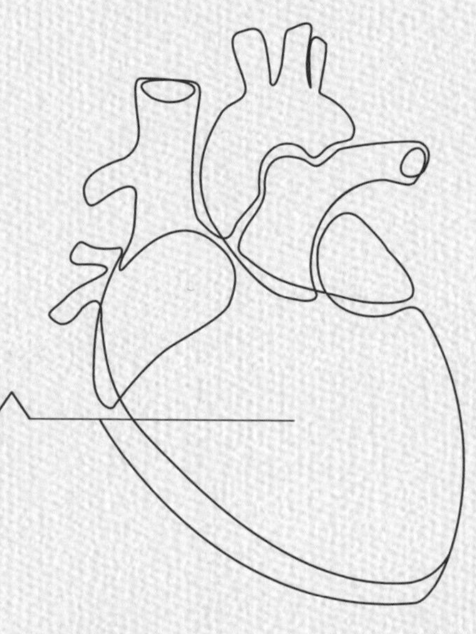

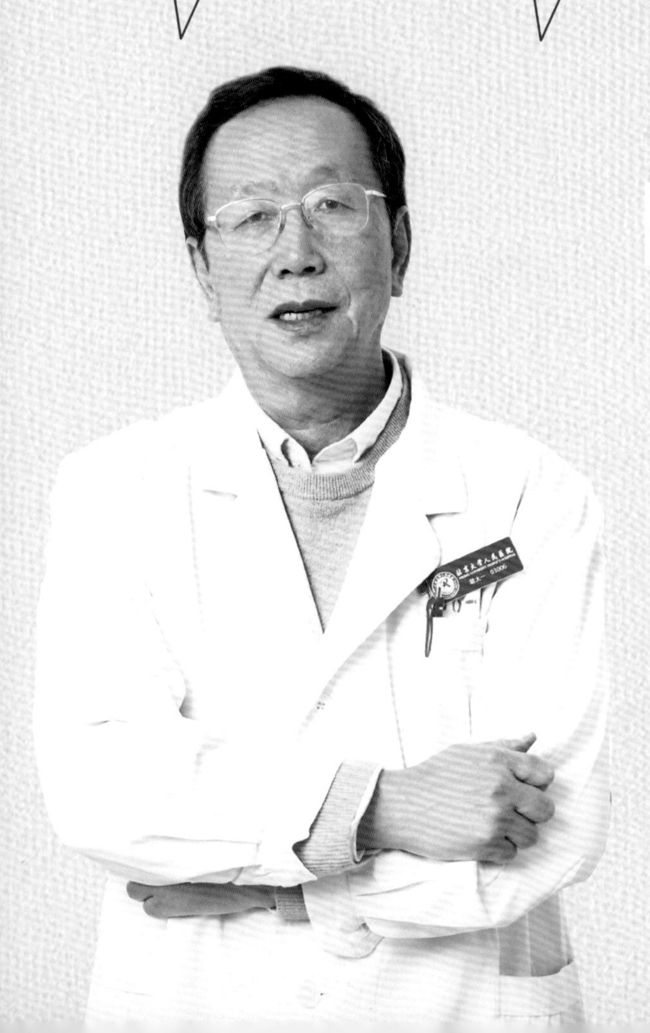

從心臟的運作到血管的運輸
讓您簡單弄懂心血管疾病的原因

本書特別收錄：

① 心臟科權威推薦的「食物怡忌表」
② 抗霧霾，護心九招
③ 四大清肺營養素組合

救心：心臟病權威預防
心血管疾病的養身指南

胡大一 著

定價；380元
大喜文化

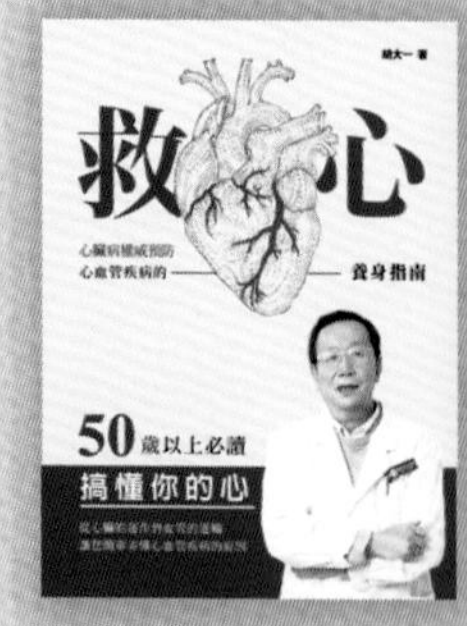

喚起體內的神醫

歐陽英教你成為自己的養生大師

- 八成疾病一定會好
- 為自己開方，為家人開方，讓你守護家人
- 讓十年後的你，比現在更年輕

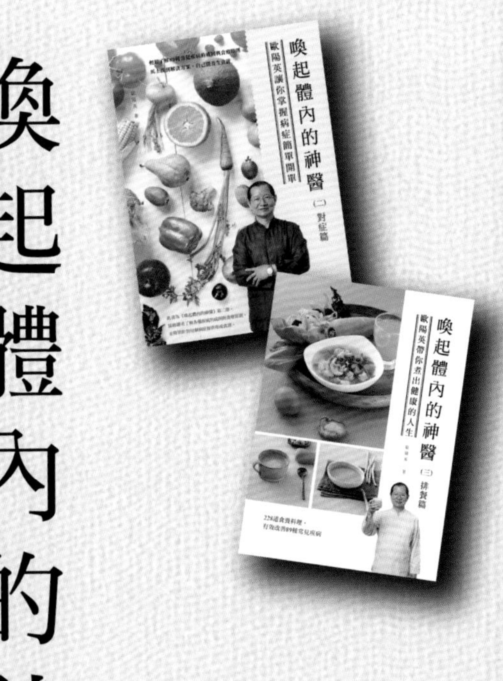

附 9000天版歐陽英食療軟體與歐陽英老師親自示範光碟

了解疾病的成因與食療原則

- 輕鬆了解89種常見疾病的成因
- 避開你的禁忌食物，掌握食療原則

使用書中的食療軟體（價值35000元）開菜單

- 一鍵輸入，馬上開出食療菜單
- 為自己開方，為家人開方，守護家庭

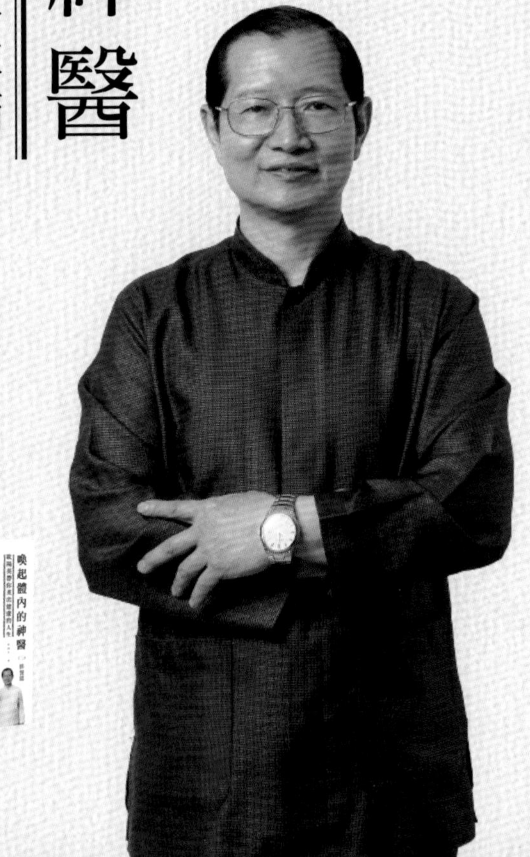

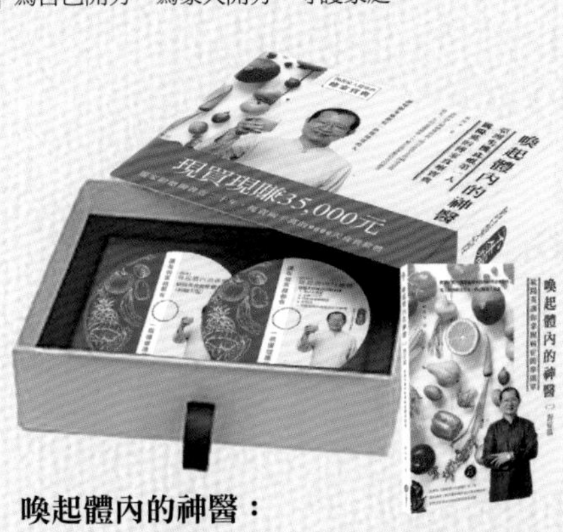

喚起體內的神醫：

亞洲生機食療第一人 歐陽英的傳家食療寶典

定價 1800元／大喜文化

國家圖書館出版品預行編目

食品安全大揭密：超簡單的黑心食品速驗法 /
李馥著. -- 初版. -- 新北市：大喜文化
有限公司, 113.04
面； 公分. --（綠生活；5）
ISBN 978-626-97255-7-1（平裝）

1.健康飲食 2.食物

411.3 104000069

綠生活 05

食品安全大揭密：超簡單的黑心食品速驗法

作　　者　李馥
審 定 者　張文超
主　　編　林佩芳
美術設計　蔡雅如
發 行 人　梁崇明
出　　版　大喜文化有限公司
登 記 證　行政院新聞局局版台省業字第 244 號
P.O.BOX　中和市郵政第 2-193 號信箱
發 行 處　23556 新北市中和區板南路 498 號 7 樓之 2
電　　話　(02) 2223-1391
傳　　真　(02) 2223-1077
E-mail　joy131499@gmail.com
銀行匯款　銀行代號：050，帳號：002-120-348-27
臺灣企銀，帳戶：大喜文化有限公司
劃撥帳號　5023-2915，帳戶：大喜文化有限公司
總經銷商　聯合發行股份有限公司
地　　址　231 新北市新店區寶橋路 235 巷 6 弄 6 號 2 樓
電　　話　(02) 2917-8022
傳　　真　(02) 2915-6275
初　　版　中華民國 113 年 4 月
流 通 費　新台幣 380 元
網　　址　www.facebook.com/joy131499

iLIFE
愛生活

聲明：本書所呈現之圖像僅為範例，並無對任何品牌評價之影射。
另外，本書圖中所呈現之商標圖文之權利均屬原公司或個人所有，無商業利用。
（郵購未滿 1500 元請自付郵資 80 元，採掛號寄書）

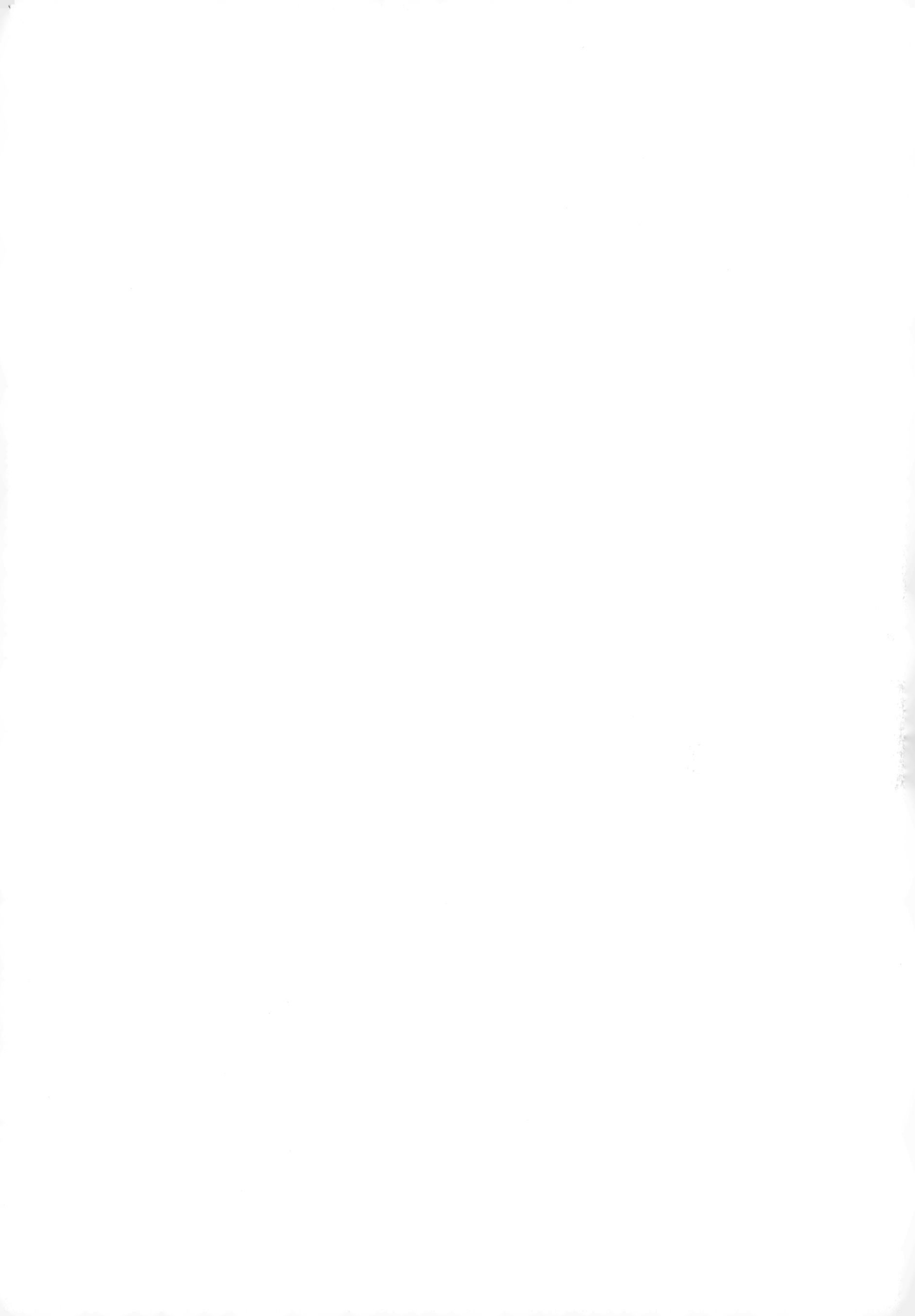